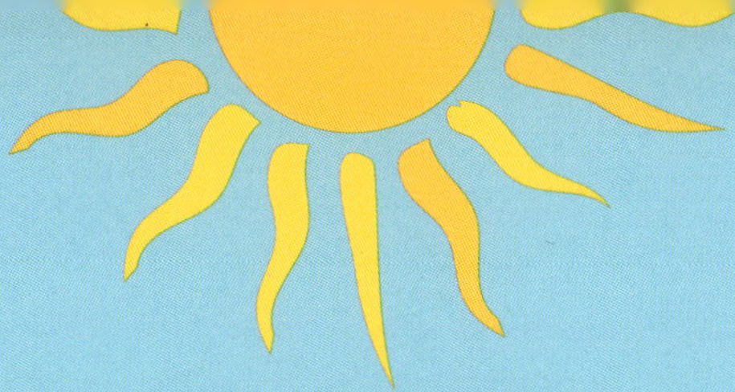

Kurt Tepperwein

Die Heilkraft der Intuition

Kurt Tepperwein

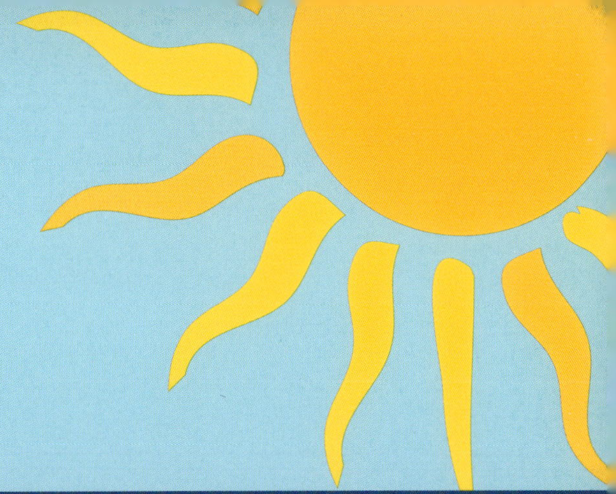

Die Heilkraft der Intuition

Den Heiler in sich selbst entdecken und entfalten

nymphenburger

Die in diesem Buch vorgestellten Methoden und Übungen sind vom Autor und dem Verlag sorgfältig geprüft und haben sich in der Praxis bewährt. Dennoch kann keine Garantie für das Ergebnis übernommen werden. Bei Beschwerden ist ein Arzt oder Heilpraktiker zu konsultieren. Der Verlag und der Autor schließen jegliche Haftung für Gesundheits- sowie Personenschäden aus.

Redaktionelle Mitarbeit: Klaus Jürgen Becker
Umschlaggestaltung: Atelier Sanna, München
Herstellung und Satz: Ina Hesse
Gesetzt aus 9,5/13 pt Meta Plus Book
Druck und Binden: Offizin Andersen Nexö, Leipzig
Printed in Germany
ISBN 978-3-485-01148-8

www.nymphenburger-verlag.de

Inhalt

Einleitung

Für viele Menschen ist die Gesundheit das höchste Gut auf Erden. Wenn wir gesund sind, sind wir uns dieses gewaltigen Geschenks allerdings oft gar nicht bewusst und wissen es nicht angemessen zu würdigen. Doch wenn wir krank sind, dann wünschen wir uns nichts so sehr, wie die Gesundheit wiederzuerlangen.

Krankheit, Genesung und Gesundheit sind Ausdruck vieler Wirkmechanismen. Zu den Faktoren, die Krankheit oder Gesundheit begünstigen, gehören unter anderem das Erbgut, die Veranlagung, die Umwelt, die geistige Einstellung, die Lebensweise, Gefühle, Gedanken, Beziehungen, das Lebensalter, die Zeitqualität, Erfahrungen ... Durch eine positive Lebenshaltung und stimmige Lebensführung können Sie zu Ihrer Gesundheit beitragen. Doch auch wenn es wissenschaftlich belegte allgemeine gesundheitsfördernde Lebens- und Denkweisen gibt, ist Gesundwerdung bzw. Gesundsein etwas Individuelles. Heute werden uns die individuellen Unterschiede in den Heilungsverläufen immer stärker bewusst: Was für den einen gut ist, kann dem anderen schaden.

Niemand weiß über seine Gesundheit bzw. seine Heilung mehr als der Patient selbst. Dieses Wissen liegt nicht im Tagesbewusstsein des Heilungsuchenden, sondern auf einer tieferen Ebene, welche über die Intuition zugänglich ist. Das Bestreben von immer mehr Menschen, ihre eigene, tiefere (Heilungs-) Wahrheit zu ergründen, entfaltet sich parallel zu dem kollektiven Bedürfnis nach einer »demokratischen Medizin«. In der demokratischen Medizin machen sich Patienten die Erfahrungen und Erkenntnisse von Ärzten, Heilpraktikern und Heilern zunutze, verantworten jedoch ihren Heilungsweg selbst.

Gerade wenn Sie über die Pauschalrezepte für Heilung hinausgehen wollen, brauchen Sie die Intuition, um Ihren individuellen Heilungsweg in Abstimmung mit Ihrem Arzt/Heilpraktiker zu ebnen. Heilung ist ein Weg, den Sie aus sich selbst heraus gehen, der sich aus Ihnen selbst heraus entfaltet: »Gesundheit als Weg«.

Viele Menschen glauben, Heilung sei auf den physischen Körper beschränkt. Doch wenn wir akzeptieren, dass wir nicht nur aus einem physischen Körper, sondern auch aus Gedanken, Emotionen, Energien und insbesondere einer Seele bestehen, dann erkennen wir, dass Heilsein alle Ebenen berücksichtigen muss. Die verschiedenen Bewusstseinsebenen umschließen und bedingen einander, so wie Babuschka-Puppen. Deshalb werden wir uns in diesem Buch mit all diesen Ebenen auseinandersetzen und untersuchen, was Heilsein auf der jeweiligen Ebene bedeutet.

Die körperliche Gesundheit ist für uns deshalb so wichtig, weil eine Beeinträchtigung der körperlichen Funktionen sich unmittelbar niederschlägt auf unsere Möglichkeiten, in dieser Welt zu agieren. Körperliche Krankheit ist eindeutig unangenehm, zwingt uns in die Knie, macht uns demütig und fordert uns auf, uns auf das Wesentliche zu besinnen, umzukehren, eine falsche Lebens- und Denkweise zu verlassen.

Dank der modernen Medizin, besseren Hygiene-, Wohn- und Ernährungsbedingungen erfahren wir Krankheit nicht mehr auf die gleiche Weise wie früher, als es noch kein Penicillin und keine Seuchenbekämpfung gab. Im Gegensatz zu früher sind heute viele Krankheiten durch Stress bedingt und durch eine freiwillig gewählte ungesunde Lebensweise.

Depressionen, Zukunftsängste, Schlaflosigkeit, chronische Müdigkeit, Erschöpfung, Gereiztheit führten in den letzten Jahren zu einem gewaltigen Konsum von Psychopharmaka. Sie sind letztendlich ein Hilfeschrei nach emotionaler und seelischer Gesundheit. Wenn wir bereit sind, diese Frühwarnsignale als solche wahrzunehmen, können wir bereits im Vorfeld sehr viel für unsere Gesundheit tun. Hierzu möchte dieses Buch in besonderem Maße beitragen.

Sehr viel von dem, was Patienten erleiden, lässt sich auf unvorteilhaftes Denken, falsche Glaubenssätze, einen zu engen mentalen Horizont oder Unfrieden im Verstand zurückführen. Dieses Buch bietet eine wertvolle Hilfestellung, um mentale Gesundheit zu erlangen. Letztendlich unterstützt Sie dieses Buch bei der Suche nach spiritueller Gesundheit, der Rückverbindung zu der »einen

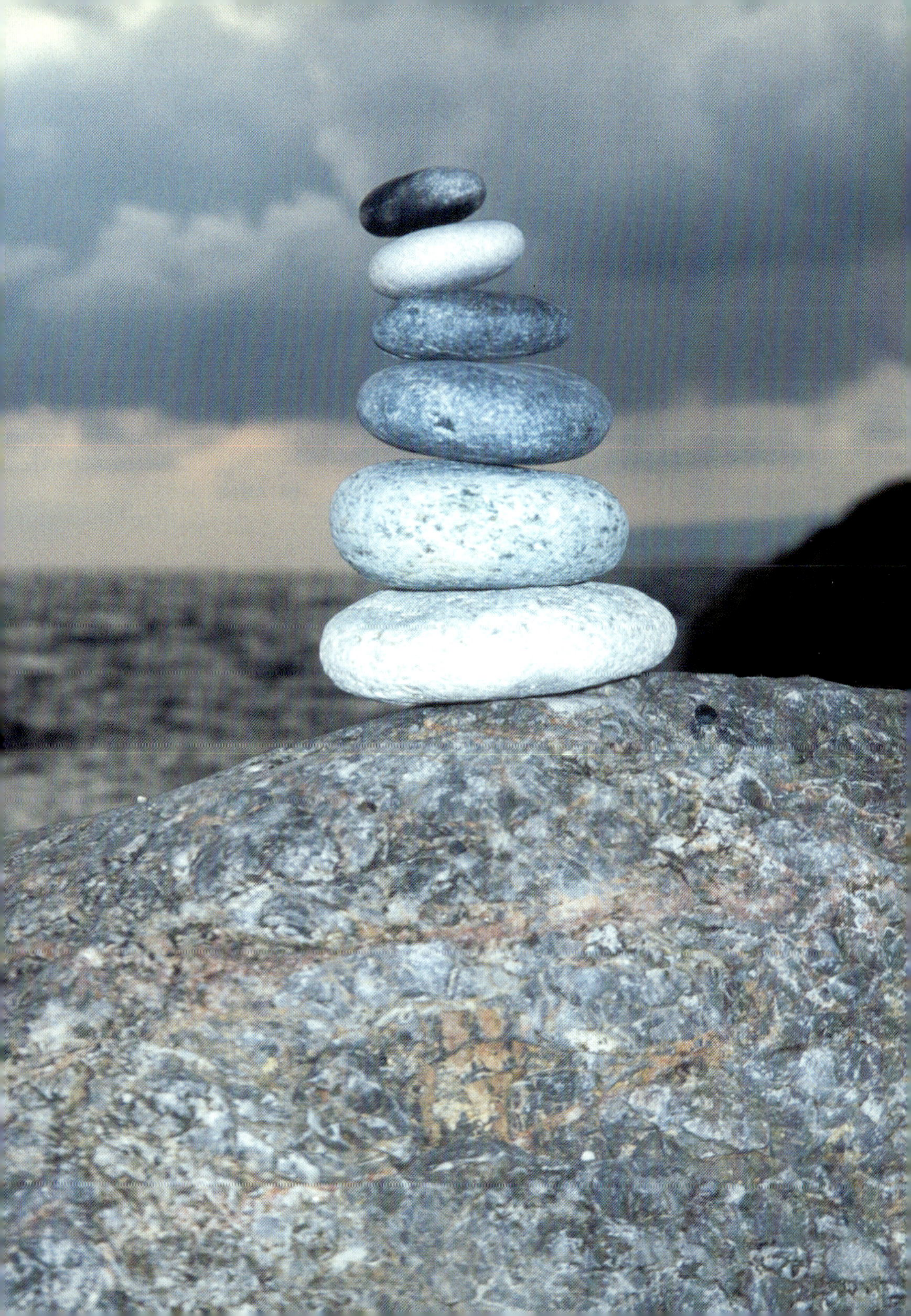

Kraft«, die wir auch Gott nennen. Viele Menschen erfahren immer wieder Heilung durch Gebete und Kontakt zu dieser Quelle.

Energetische, emotionale, mentale und spirituelle Gesundheit sind für unser Lebensgefühl entscheidend, denn was nützt uns rein körperliche Fitness, wenn wir depressiv, chronisch unzufrieden, konzentrationsschwach, verwirrt sind oder uns der tiefere Lebenssinn fehlt?

Seelische Heilung ist ebenso wichtig wie körperliche Gesundheit, ja, sie ist unser eigentlicher Auftrag. Wenn Sie eines Tages Ihren Körper verlassen, »sterben«, bleibt letztendlich nur die Seele übrig und das, was sie im Laufe des Lebens an Liebe und Weisheit gelernt hat, d.h. das Ausmaß an Seelenheil, das Sie im Laufe dieses Lebens gewonnen haben.

Märchen wie »Frau Holle« oder auch die mythologische Heldenreise der großen Arkana des Tarot bekunden, dass von einer höheren Warte aus gesehen unser ganzes Leben – idealerweise – ein Heilsweg ist. Wir sind also genau aus diesem Grund auf die Welt gekommen, um seelisch Heilung zu erfahren. Hierbei zeigt uns die Botschaft unseres Körpers und unserer Lebensumstände in jedem Augenblick, was zu tun ist.

Das Wort Gesundheit hängt sprachlich mit »Gesinntheit« zusammen. Dies zeigt, dass es bei der Gesundheit um mehr geht als lediglich darum, reibungslos zu funktionieren. Von einer umfassenderen Warte betrachtet, bietet Ihnen Ihr Leben in jedem Augenblick die Chance, auf allen Ebenen zu heilen.

Letztendlich gibt es nur eine Gesundheit, aber sie wirkt sich auf den verschiedenen Ebenen anders aus. Demzufolge wird auch jede Ebene in diesem Buch ein wenig anders betrachtet und behandelt. Zahlreiche Übungen helfen Ihnen dabei, zu jeder Ebene Ihre eigene Antwort zu finden.

Die Instanz, die Sie beim Praktizieren der Übungen immer wieder einsetzen werden, ist Ihre eigene Intuition. Über Ihre Intuition haben Sie eine direkte Verbindung zu Ihrem ureigenen »Heilsweg«. Die Qualität der Intuition liegt unter anderem darin, sehr klar zwischen »Stimmigem« und »Unstimmigem« zu unterscheiden. Wenn Sie Ihre Intuition in optimaler Weise nutzen, erkennen Sie die jeweils beste Möglichkeit, das, was durch sie heilen möchte, wieder auf Stimmigkeit auszurichten.

Die Intuition hat die Kraft, alles, was Ihr Leben berührt, in Ordnung zu bringen, nicht nur Ihren Körper, sondern auch Ihre Emotionen, Ihr Denken, Ihren Glauben, Ihre Seele, Ihr ganzes Wesen. Ihre

Intuition hilft Ihnen dabei, zu erkennen, welche Botschaften und Aufforderungen sich in Ihren Lebensherausforderungen (Krankheiten, emotionalen oder mentalen Leiden, Verwirrungen, Schicksalserlebnissen usw.) widerspiegeln und was zu tun ist. Deshalb tun Sie gut daran, für jeden Ihrer Selbst-Heilungsprozesse Ihre Intuition als treuen Begleiter zu wählen.

Es gibt eine Kraft in Ihnen, die möchte, dass Sie heil werden – auf allen Ebenen. Für jeden einzelnen Heilungsprozess ist es von entscheidender Bedeutung, den Kontakt zu dieser Kraft zu pflegen.

Die Hilfestellungen in diesem Buch sind, wie die Oktaven eines Klaviers, aufeinander abgestimmt. Sie erhalten in diesem Buch wertvolle Ansätze, die Sie anregen und unterstützen, das für Sie stimmige Heilungsverständnis und den für Sie vorteilhaften Heilungsweg zu finden und zu gehen.

Bereits Einstein sagte, dass ein Problem nie auf der Ebene gelöst werden kann, auf der es entstanden ist. Sie werden im Laufe des Buchs erkennen, dass es zahlreiche geistig-seelische Wege und Möglichkeiten gibt, um sich auf allen Ebenen in die Stimmigkeit zu bringen.

Ich lade Sie ein, mit diesem Buch auf eine Bewusstseinsreise zu gehen. Im Laufe des Lesens führt diese Reise das Thema Gesundheit/Krankheit einer tieferen Sinnstiftung und einem tieferen Verständnis zu. Viel Freude beim Lesen, Kontemplieren und in der praktischen Anwendung wünscht Ihnen

Ihr Kurt Tepperwein

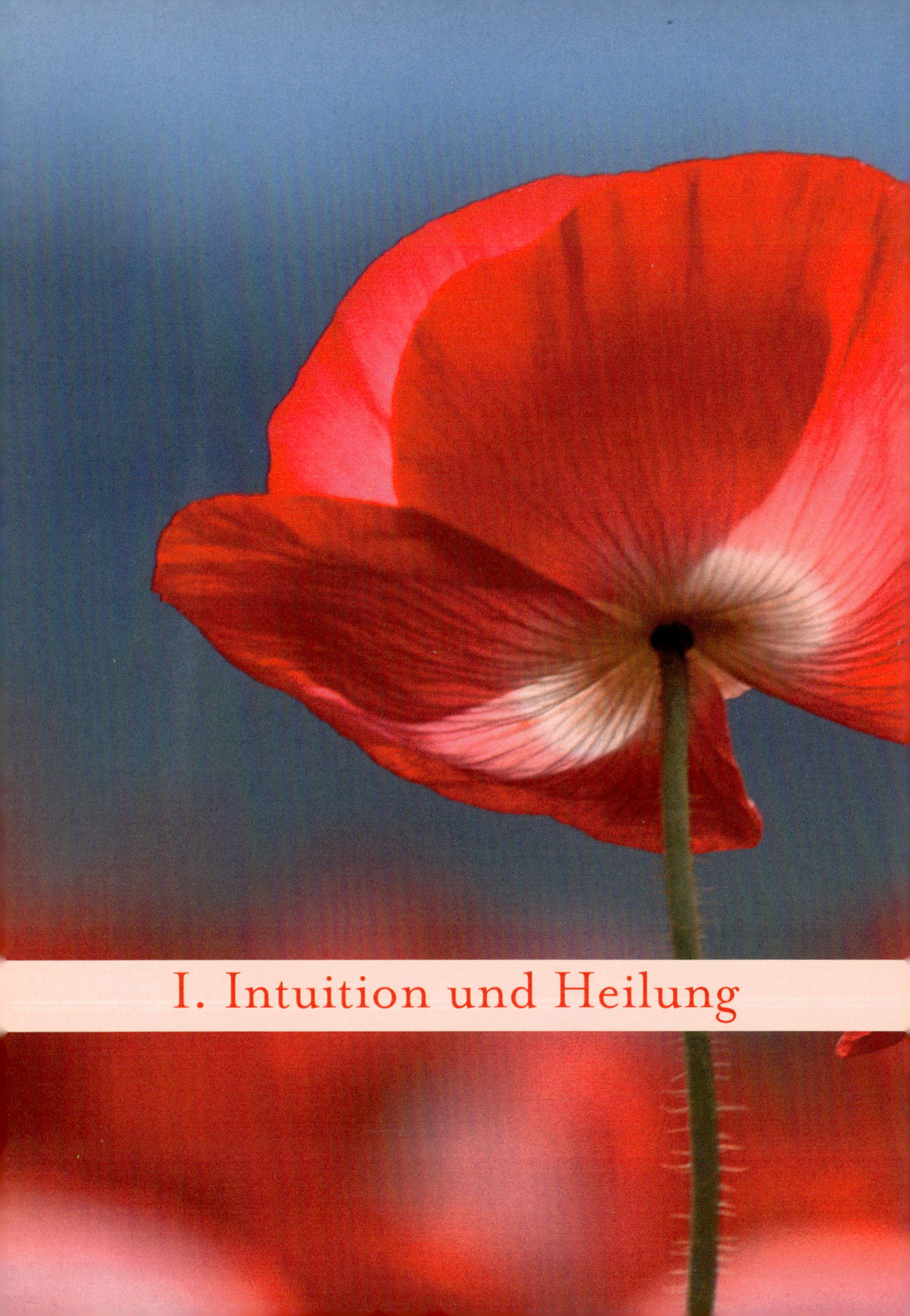

I. Intuition und Heilung

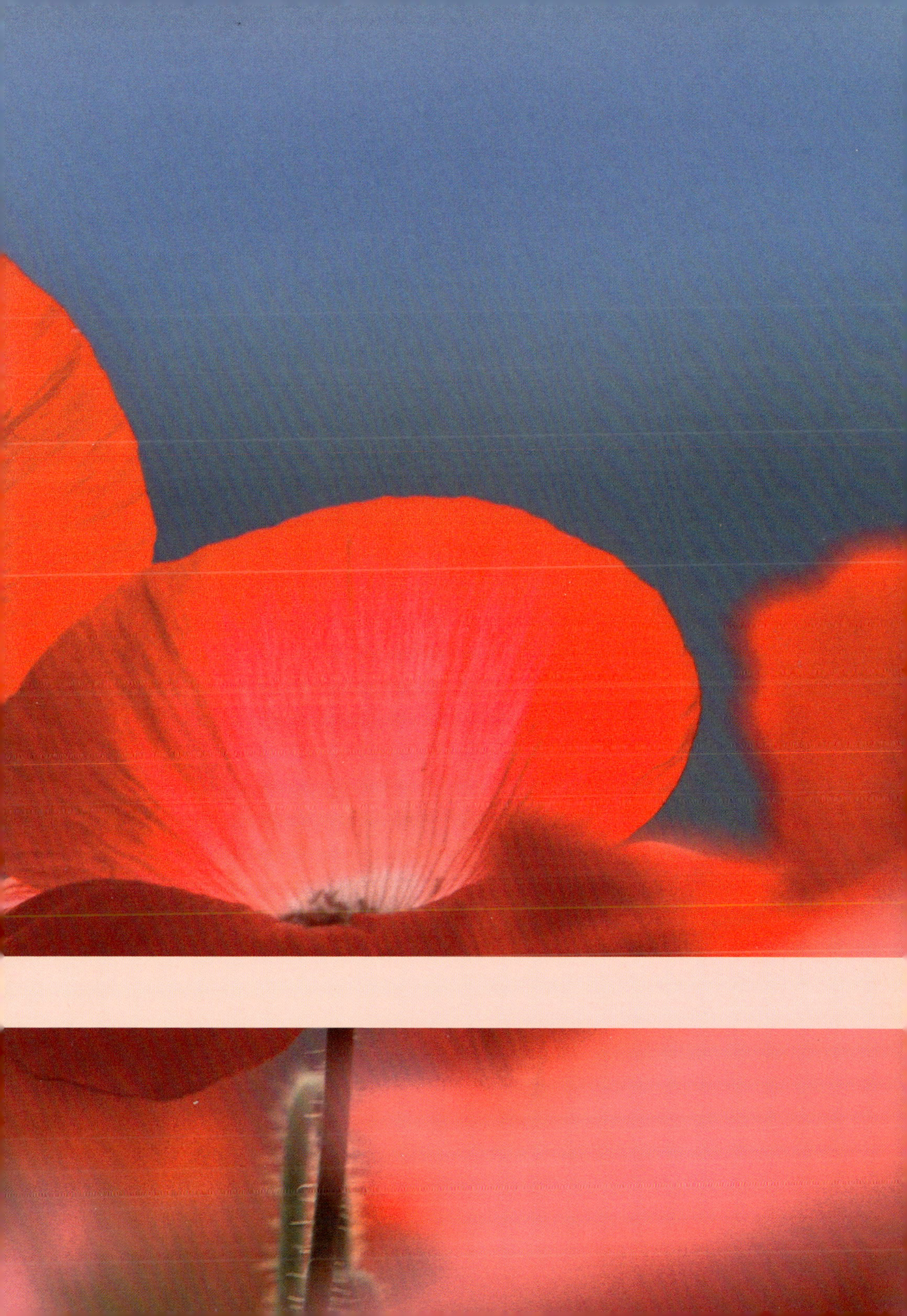

Intuitive Heilkunst im Laufe der Jahrhunderte

Das Wort Intuition stammt von dem lateinischen Verb »intueri« ab, das »betrachten, erwägen« bedeutet. Unter Intuition versteht man die unmittelbare Einsicht in Zusammenhänge jenseits der Grenzen des Verstandes und davon abgeleitet die Fähigkeit zur Informationsverarbeitung und zur angemessenen Reaktion bei großer Komplexität der zu verarbeitenden Eindrücke. Letztendlich ist Intuition nichts anderes als die Verbindung zu einer Quelle umfassenderen Bewusstseins. Während der Buddhismus und der Taoismus die Verbindung zu dieser Quelle eher im »Urgrund« bzw. dem Tao suchen, erlebt sie der christliche Heiler eher als etwas, das »von oben kommt«. Dies scheint zwar ein Widerspruch zu sein, ist es aber nicht. Letztendlich geht es bei der Intuition um eine Wahrnehmung, die umfassender und größer ist als unser menschliches Denken; es ist die Reinheit der Absicht, welche dafür sorgt, dass unsere Intuition ungetrübt ist von störenden Einflüssen.

Das Wissen um die intuitive Heilkunst ist uralt. Urvölker heilen seit Menschengedenken durch ihre »Medizinmänner«. Im alten Griechenland geschahen mithilfe der Intuition Heilungen durch den Asklepios-Kult, von dem die modernen Schulmediziner als Symbol den Asklepios- oder Aeskulapstab übernommen haben. Vor 2000 Jahren wirkte Jesus Christus als Heiland, d.h. als jemand, der als Ausdruck des universellen Heils ebendieses bei den Menschen, die er behandelte, erinnerte und dadurch Heilung bewirkte. Gemäß christlichen, biblischen Verständnisses ist die Heilung der Kranken eine der Gaben des Heiligen Geistes (»Holy Spirit«). Diese Sichtweise liefert uns die Brücke zur modernen Geistheilung.

In England wurde die Geistheilung in den 1940er-Jahren bekannt durch den

Heiler Harry Edwards, welcher erfolgreiche, oft dramatische Heilungen auslöste. Im deutschsprachigen Raum wirkte Bruno Gröning in den 1950er-Jahren als ein bekannter Heiler, der sich in seinem Heilsgeschehen ebenfalls auf das Vorhandensein einer höheren Macht berief. Noch heute erfahren Tausende von Menschen Heilung allein durch den Energiekontakt mit einem Foto des seit Langem verstorbenen Gröning.

Im Buddhismus gibt es den Begriff des »Medizinbuddhas« (Bhaisajyaguru). Gemäß tibetisch-buddhistischer Lehre heilt der Medizinbuddha nicht nur körperliche Krankheiten, sondern hat vor allem die Aufgabe, den Menschen von den drei Geistesgiften Gier, Hass und Unwissenheit zu befreien. Hierbei bedient sich Bhaisajyaguru des Prinzips »Hendoku Iyaku« (Gift in Medizin umwandeln).

Aus dem Chinesischen kennen wir das »heilende Tao«, welches das Wissen um die Gesetzmäßigkeiten des »einen Geistes« zum Zwecke der körperlichen und seelischen Heilung einsetzt. Allen Heilmethoden gemeinsam ist, dass sie den Kontakt zu etwas Größerem, Umfassenderem als dem Alltagsbewusstsein herstellen.

Heilung mithilfe der Intuition geschieht, wenn wir den Teil von unserem Bewusstsein, der sich von der kosmischen Ordnung/den kosmischen Gesetzen abgespalten hat, heimholen, zurückführen, wieder in (die) Ordnung bringen. Auf diesem Weg berühren sich das Wissen um die Gesetze der Existenz, wie sie das »Tao te king« lehrt, und die Hingabe an den größeren Geist, wie wir sie aus den monotheistischen Religionen kennen[1].

Wie wecke ich meine Intuition?

Das empirische Denken, auf dem auch die Schulmedizin basiert, hat unbestreitbare Vorteile, es ist jedoch auch mit einigen Nachteilen verbunden: Es ist aufwendig und ermöglicht nur selten Einsicht in tiefere Zusammenhänge sowie psychische Ursachen und Hintergründe einer Erkrankung.

Die meisten Entscheidungen werden aufgrund angelernter Muster, Gewohnheiten und Überzeugungen aus der Emotion oder dem empirischen Denken getroffen, also aus dem Verstand. Doch sobald wir die Intuition einsetzen, offenbart sich uns eine neue Wahrnehmungsebene. Indem wir von dem Verstandesdenken auf Intuition umschalten, verändert sich automatisch der »Gang« unserer Gedanken ins Posi-

[1] *Siehe auch: Tepperwein, Kurt: Kraftquelle Mentaltraining, München 2006; Tepperwein, Kurt: Geistheilung durch sich selbst, München 2005*

tive. Im Gegensatz zu Verstand und Emotion ist die Intuition – und nur sie – in der Lage, uns auf das universelle Gesetz einzustimmen, uns mit ihm in Verbindung zu bringen. Wir kommen zu Bewusstheit, lassen uns weder vom Verstand noch von der Emotion verführen, sondern erkennen und leben »das Stimmige«.

Der französische Mathematiker Henri Poincaré beschrieb die Intuition bereits im Jahre 1910 ausführlich. Nach einer gewissen »Einwirkzeit« einer Fragestellung stieg bei ihm regelmäßig die Intuition auf, verbunden mit einem »Heureka-Erlebnis«, der Freude über die intuitiv zugefallene Lösung des Problems.

Ein interessanter Test bewies das Vorhandensein von Informationszugängen jenseits der Verstandesebene bereits vor einigen Jahrzehnten: Die Hirnforscher Dean Radin und Karl Pribram führten 24000 EEG-Tests mit Probanden durch. Die Testpersonen saßen vor einem Bildschirm, der Bilder zeigte, die durch einen Zufallsgenerator ausgewählt wurden. 20 Prozent davon waren Schockbilder (Beispiel: eine Schlange frisst ein Kaninchen). Testergebnis: Bereits wenige Sekunden ehe das zufällig gewählte Bild auf dem Bildschirm auftauchte, hatte die Intuition das Gehirn des Probanden informiert, dass es sich nun auf ein negatives Bild einstellen solle. Fazit: Etwas in den Probanden hatte bereits Informationen über die Zukunft.

Mittlerweise wissen wir, dass auch viele gute Schulmediziner intuitiv begabt sind. Bekannt ist in dem Zusammenhang die Buchautorin und Ärztin Dr. Judith Orloff, Autorin des Buches »Jenseits der Angst«[2], welche sich offen dafür stark macht, metasinnliche Fähigkeiten bei der Heilung einzusetzen.

Der Intuitive ist innen-orientiert. Während der Instinkt auf uralten genetisch vorprogrammierten Anlagen und Fertigkeiten beruht, ist die Intuition eine Anlage, die wir entwickeln können. Es handelt sich hierbei um eine »rezeptive« Gabe, die Empfänglichkeit voraussetzt.

Intuition erfahren wir, wenn wir als »Ich« zur Seite treten und das Aufsteigen der Weisheit als die Gabe eines umfassenderen Selbst zulassen. Sobald der Verstand schweigt und wir nach innen hören, tritt die heile, universelle Intelligenz in unser Bewusstsein ein.

Unsere Intuition kommt also aus einer anderen, höheren, umfassenderen Ebene als unser im bilateralen Denken gefangenes kognitives Bewusstsein. Sie reicht weit über die Möglichkeiten unserer logischen Erörterungen hinaus.

[2] *Orloff, Judith: Jenseits der Angst, Berlin 2004*

»Heilung durch Intuition« fordert Sie auf, nach innen zu gehen, einzuhalten, wahrzunehmen. Intuition lässt sich nicht erzwingen, man kann sich ihr jedoch öffnen, vielleicht so, wie sich die Blütenblätter der Sonne öffnen.

Innehalten bedeutet, von gewohnten Denkvorgängen abzulassen, da diese der Intuition den Weg versperren. Mark Jung-Beeman von der Northwestern University in Illinois konnte anhand seiner Bemühungen in der Hirnforschung nachweisen, dass jeweils vor einem »Geistesblitz« alle optischen Informationen im Gehirn ausgeblendet werden und die folgenden Aha-Erlebnisse andere Gehirnareale aktivieren als Schritt-für-Schritt-Lösungen[3]. Dieses Ausblenden wollen wir gezielt üben.

Die nachfolgende Übung nenne ich »Eintauchen in den Urgrund des Seins«. Sie hilft Ihnen, mit Ihrer intuitiven Quelle Kontakt aufzunehmen. Sie ist quasi die Grundübung für die Wahrnehmung von Intuition, die Sie für jede der Übungen des Buches und für jedes Heilungsgeschehen immer wieder verwenden können:

Eintauchen in den Urgrund des Seins

- Machen Sie sich ein Thema bewusst, zu dem Sie eine intuitive Antwort haben möchten. Stellen Sie Ihren Wecker auf fünfzehn Minuten ein. Setzen Sie sich an einen ruhigen Platz und halten Sie für die Zeit, bis Ihr Wecker läutet, inne. Befolgen Sie die nachfolgenden fünf Regeln[4]:

Sitze still – sei entspannt – sei aufmerksam – lass alles sein, wie es ist – habe keine Beziehung zu Gedanken!

- Nachdem Sie sich das Thema bewusst gemacht haben, lassen Sie es komplett los und gehen einfach nur in die Stille. Selbst wenn während des Übens interessante Gedanken auftauchen, verharren Sie in der Meditation. Erst wenn der Wecker klingelt, kommen Sie zurück.
- Reflektieren Sie, was Sie erlebt haben. Achten Sie insbesondere darauf, ob Sie einen kreativen Impuls wahrgenommen haben, ein Aha-Erlebnis in Ihnen aufgestiegen ist.

[3] *Siehe dazu Fachzeitschrift PLoS, Online-Vorabveröffentlichung: DOI: 10.1371/journal.pbio.0020097*

[4] *Diese fünf Regeln für die Verinnerlichung wurden durch den Meditationslehrer Andrew Cohan weltweit bekannt gemacht.*

Durch die Meditation koppeln Sie sich vom Rad Ihrer Denkgewohnheiten ab. Mit der Zeit werden Sie feststellen, dass Sie während des Eintauchens immer wieder Impulse bekommen, die nicht aus Ihrem Denken stammen, sondern aus einer anderen Ebene. Sie gewöhnen sich gewissermaßen an, auf das Emporsteigen Ihrer Intuition zu warten.

Für den Menschen, dessen Intuition eher »nach oben« ausgerichtet ist, gibt es eine höhere Kraft, die unsere Geschicke lenkt und die er um Rat bei unserer Heilung bitten kann. Den Vorgang der Kontaktaufnahme »nach oben« nennen viele Menschen »Zwiesprache mit Gott«. Dabei denken Sie an diese Kraft und übergeben Ihre Frage bzw. Ihr Anliegen an sie und halten dann inne. Die Tatsache, dass Ihre Frage gehört wurde, erfahren Sie in einer Erleichterung, einem Aufatmen.

Gegebenenfalls ist es sinnvoll, Ihre Bitte um Intuition durch eine Gebetsformel einzuleiten, wie z. B. das Ave Maria, das Vaterunser oder das Gebet des heiligen Franziskus. Dann bitten Sie darum, dass Ihnen mittels Intuition genau die Bilder und Eindrücke gezeigt werden, die für Sie aufschlussreich sind.

Gebet um Intuition

- Begeben Sie sich in den Pharaonensitz: Die Hände sind nach oben geöffnet wie Schalen und liegen auf den Knien oder auf dem Tisch.
- Bitten Sie nun um Kontakt mit Ihrem größeren Selbst, Ihrer höheren Intelligenz, Gott oder wie immer Sie diese Kraft nennen. Seien Sie bereit, einen Impuls »von oben« zu erfahren. Denken oder sagen Sie: »Ich öffne mich der ›einen Kraft‹. Ich bitte sie um Antworten auf meine Fragen!« Dann sprechen Sie aus, was Ihr Anliegen ist, so als sprächen Sie mit einer anderen Person – so ehrlich und authentisch wie möglich.
- Anschließend halten Sie inne und nehmen einige tiefe Atemzüge. Wenn Sie aus Ihrem Gebet zurückkommen, notieren Sie, was Sie wahrgenommen haben. Achten Sie insbesondere darauf, ob Sie erleuchtende Einsichten, Erkenntnisse oder Impulse bekommen haben. Diese fühlen sich normalerweise anders an als Ihre Alltagsgedanken: leichter, Glück bringend, Herz berührend.

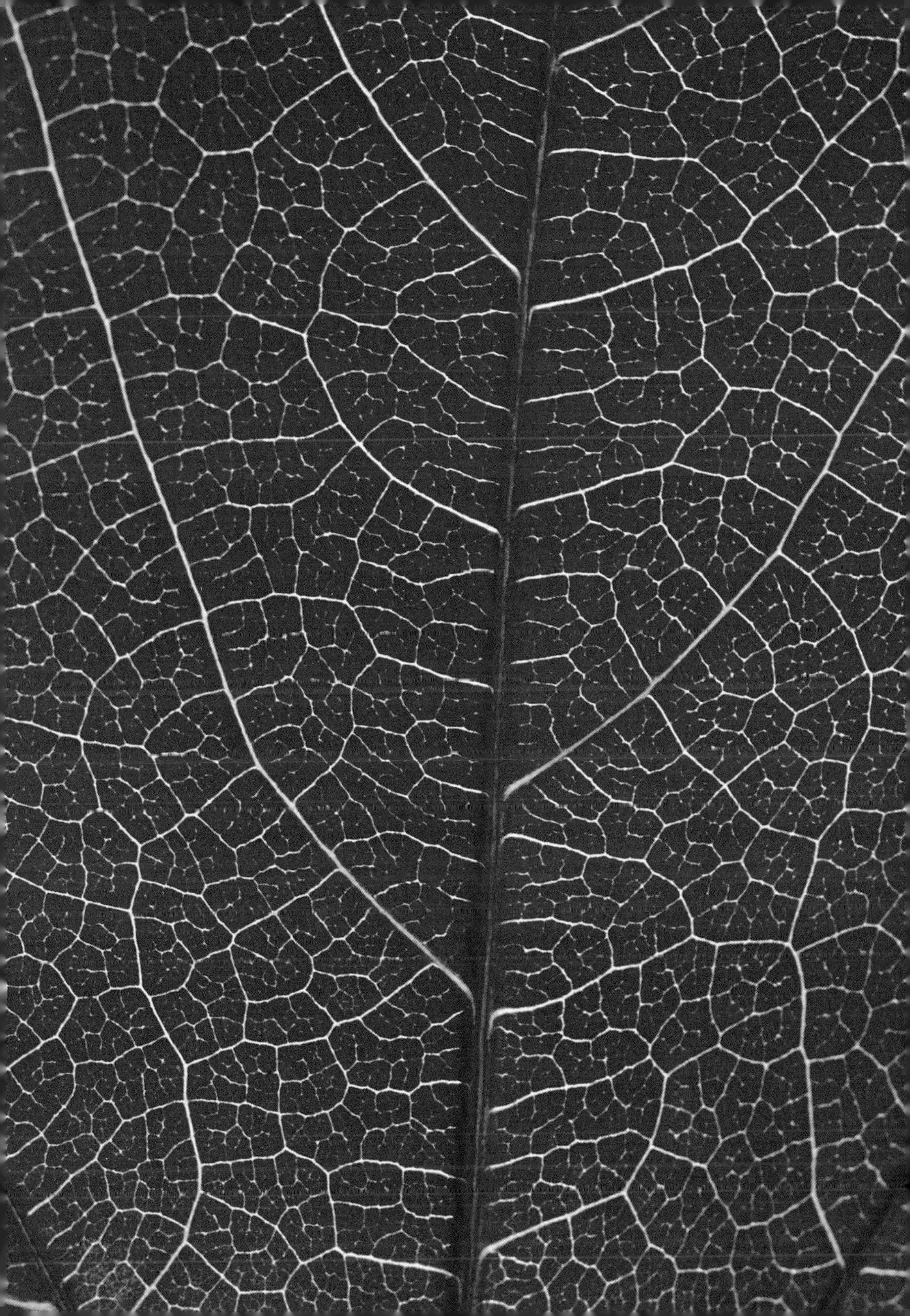

Nachdem Sie eine Antwort erhalten haben, entweder durch das »Eintauchen in den Urgrund des Seins« oder durch das »Gebet um Intuition«, müssen Sie diese Wahrnehmung nur noch überprüfen. Hierfür habe ich die nachfolgende Übung entwickelt.

Wahrnehmen von Energieveränderungen

- Nehmen Sie Ihren momentanen Energiezustand wahr und beschreiben Sie diesen mit drei Worten (z. B. »optimistisch, strömend, energievoll«).
- Denken Sie an eine Behauptung, von der Sie wissen, dass sie wahr ist. Sagen Sie beispielsweise: »Ich heiße ... (Ihr wirklicher Name)!« Fühlen Sie, wie Sie sich fühlen, wenn Sie mit einer stimmigen Behauptung in Kontakt kommen, wie Ihr Organismus darauf mit »Ja« antwortet, und registrieren Sie die Art, wie Ihr Körper »Ja« sagt, zum Beispiel indem Sie tief und befreit durchatmen.
- Denken Sie nun bewusst an eine falsche Behauptung, zum Beispiel: »Ich lebe heute im 19. Jahrhundert!« Spüren Sie, wie Ihr Organismus auf diesen Gedanken antwortet, wie sich zum Beispiel Ihre Stirn kräuselt oder Ihr Körper sich verschließt.
- Probieren Sie noch andere bekannte falsche und richtige Aussagen, um ein noch stärkeres Gefühl für sich selbst zu bekommen. Dadurch wissen Sie, was für Ihren Körper ein »Ja« und was ein »Nein« ist.
- Formulieren Sie das Thema, zu dem Sie Ihre Intuition befragen wollen, in Form einer weiteren Behauptung. Zum Beispiel: »Meine Depressionen haben mit meiner Einstellung zu meiner Beziehung zu tun!« Lassen Sie diese Information auf Ihren Körper als »Energie« wirken und erspüren Sie die Wirkung Ihrer Behauptung auf Ihren Organismus. Also nicht denken – sondern hinfühlen. Sollten die Depressionen in dem Beispiel tatsächlich mit dem Beziehungsthema zu tun haben, werden Sie spüren, wie Ihr Körper »aufmacht«, sich öffnet, weil er sich von Ihnen verstanden fühlt.
- Es kann sein, dass Sie sofort eine Antwort bekommen. Möglicherweise reagiert Ihre Wahrnehmung jedoch nicht direkt oder nicht eindeutig. In diesem Fall kann es sein, dass Sie die Behauptung falsch geäußert haben. Dann formulieren Sie sie neu. Probieren Sie es beispielsweise mit dem Satz: »Diese Beziehung ist für uns

beide kostbar!« Wenn die Aussage richtig formuliert ist, werden Sie in der Regel sofort die »Stimmigkeit« fühlen können.

- Machen Sie die Gegenprobe, indem Sie nun das Gegenteil behaupten. Denken Sie beispielsweise: »Die Depressionen haben überhaupt nichts mit meiner Einstellung zu meiner Beziehung zu tun!« Wenn dann bei Ihnen alles zumacht, wissen Sie, dass die erste Aussage richtig war.

Nun, nachdem Sie sich selbst »geeicht haben«, können Sie sich, wann immer Zweifel Sie heimsuchen, aufmachen, den jeweils stimmigen Gedanken zu finden, indem Sie so lange mit Behauptungen jonglieren, bis eine Aussage bei Ihnen innerlich einrastet und Stimmigkeit erzeugt. Es lohnt sich, mehrere Anläufe zu nehmen, denn dadurch entwickeln Sie eine stimmige Haltung zu Ihrem ganzen Leben.

Je mehr Sie üben, desto öfter werden Sie mitten im Alltag Energieveränderungen wahrnehmen als Antwort auf Begegnungen, Gesprächsthemen und innere Dialoge – ja, Sie werden mittels Energiefühligkeit sogar in der Lage sein, zu erfassen, wann Ihr Gegenüber lügt und ob die Vorschläge eines anderen für Sie positiv sind.

Tipp:
Nehmen Sie auch im Alltag die Energieveränderung in bestimmten Situationen, gegenüber Menschen, Aussagen, Orten und Gedanken wahr.

Übung

- Setzen Sie sich mit Ihrem Partner/ besten Freund zusammen. Einer erzählt etwas aus seinem Leben, der andere fühlt, wie sich sein Organismus in Richtung Stimmigkeit/Unstimmigkeit verändert, während er sich die Geschichte anhört.
- *Variante:* Erzählen Sie von einer Krankheit, die Sie einmal hatten/die Sie haben/die jemand anderes hatte oder hat, und sagen Sie, worin Sie die Ursache dieser Krankheit vermuten. Der Partner/beste Freund hört zu und nimmt wahr, inwieweit sich die Aussage stimmig anfühlt. So kommen Sie der wahren Ursache einer Krankheit näher.

Die zuletzt beschriebene Variante lässt sich natürlich auch in Ihrer Praxis nutzen, falls Sie Arzt, Heilpraktiker oder Lebensberater sind: Der Patient/Klient kommt zu Ihnen, erzählt Ihnen von einem Symptom oder Problem und Sie spüren nach, wo Ihr Körper mit »stimmig« und wo er mit »unstimmig« reagiert. Möglicherweise geben Sie Ihrem Patienten/Klienten dann auch ein Feedback, beispielsweise: »Wenn Sie dies so sagen, spüre ich Kälte und ein Zumachen in mir, haben Sie eine Idee, womit dies zusammenhängen könnte?«

Das Wahrnehmen von Energieveränderungen kommt Ihnen auch bei der Auswahl einer stimmigen Therapiemethode anlässlich einer Krankheit zugute. Behaupten Sie einfach Dinge wie »Fußreflexzonenmassage ist hier die richtige Therapie«, »Ich brauche Feldenkrais-Kurse« oder »Ich sollte mehr joggen«. Wenn Sie in sich ein »Ja aber« spüren, variieren Sie Ihre Behauptungen stets so lange, bis sie sich zu 100 Prozent stimmig anfühlen, zum Beispiel indem Sie einschränken: »Joggen ja, aber auf dem Laufband, wegen der Gelenke«, »Joggen nur bei schönem Wetter«, »Radfahren ist die Lösung« usw. Wo es sich um Medikamente handelt, sollten Sie natürlich dem Rat Ihres Arztes/Heilpraktikers folgen, aber Sie können sehr wohl Ihre sensitiven Wahrnehmungen mit ihm teilen.

Mithilfe des Wahrnehmens von Energieveränderungen können Sie das Thema, das Sie gesundheitlich bewegt, einkreisen, indem Sie verschiedene Behauptungen aufeinander aufbauen lassen, zum Beispiel: »Ich sollte das Thema mit einem Fachmann besprechen!«, »Ich benötige ein allopathisches Mittel!«, »Ich sollte zu einem Homöopathen gehen!«, »Ich sollte das Thema im Gebet klären!« usw.

Die Techniken, die Sie nun kennengelernt haben, genügen, um intuitive Antworten für jede Ebene und jede Belastung zu erhalten und zu überprüfen. Im Verlauf dieses Buches werden wir diese Techniken immer wieder einsetzen und so mithilfe der Intuition die verschiedenen Bewusstseinsebenen heilen. Letztendlich liegt die Intuition für die Heilung in Ihnen selbst, nicht irgendwo im Außen.

Faktoren, die die Gesundheit beeinflussen

Krankheit kann viele Ursachen haben. Einen Stoff oder Umstand, der eine krankheitserregende Wirkung ausübt, bezeichnet man in der Medizin als »Noxe«. Fachleute unterscheiden zwischen endogenen (inneren) und exogenen (äußeren) Noxen. Was für die Menschen eine Noxe darstellt und was nicht, ist in vielen Fällen sehr unterschiedlich. Man sieht das beispielsweise an Elektrosmog, Handystrahlen und Chemiezusätzen in Waschmitteln, auf die manche Menschen überempfindlich reagieren, während andere damit gut zurechtkommen. Heute achten immer mehr Menschen auf Noxen und versuchen sie zu vermeiden, wie zum Beispiel:

- ❑ Alkohol
- ❑ Bakterien
- ❑ Beziehungen, belastende
- ❑ chemische Substanzen
- ❑ Drogen
- ❑ Elektrosmog
- ❑ Ernährung
- ❑ Krankheitserreger
- ❑ Lärm
- ❑ Medikamente
- ❑ Parasiten
- ❑ Pilze
- ❑ psychosoziale Bedingungen, belastende
- ❑ soziale Verhältnisse, schwierige
- ❑ Strahlung (Elektrowellen, Funkwellen, Solarwellen etc.)
- ❑ Stress
- ❑ Toxine
- ❑ Umweltbedingungen, allgemeine
- ❑ Umweltgifte
- ❑ Viren
- ❑ Waschmittelreste usw.

Grundsätzlich haben wir heute – im Gegensatz zu früher – die freie Wahl, was wir an Nahrung, Waschmitteln etc. kaufen, und wir haben sogar das Recht, noxische Einflüsse, die von außen kommen, per Gerichtsbeschluss abstellen zu lassen: Artikel 2, Satz 2 des Grundgesetzes behandelt unser Recht auf körperliche Unversehrtheit. Auf diesen Artikel können Sie sich beispielsweise berufen, wenn Ihr Nachbar nachts das Radio so laut stellt, dass Sie nicht schlafen können, eine Chemiefabrik in Ihrer Nähe Giftstoffe in die Atemluft bläst, vielleicht auch wenn Ihr Hauseigentümer einen Sendemast auf Ihrem Dach installieren lässt.

Aus der Erkenntnis heraus, wie sehr Menschen sich durch unangemessene Verhaltensweisen schaden, insbesondere ihre Gesundheit beeinträchtigen, entstanden im Laufe der Jahrhunderte zahlreiche Lehren darüber, wie man sich verhalten sollte, um gesund und glücklich zu sein. Pauschale Anregungen mögen richtig sein – von einer gewissen Warte aus gesehen. Doch wenn sie im krassen Gegensatz zu unserem Lebenserfahrungsfeld stehen, dann werden wir möglicherweise gerade durch sie krank, weil sie uns nicht dort abgeholt haben, wo wir stehen, weil wir auf dem Weg zu unserem Ideal uns selbst vergessen haben. Es ist wichtig, dass wir stets mit dem hantieren, was wir an Energien und Antrieben in uns tragen, und uns davon ausgehend weiterentwickeln.

Ein typisches Beispiel dafür, dass wir über unsere Gesundheit individuell entscheiden müssen, liefert uns der bekennende Kettenraucher und ehemalige Bundeskanzler Helmut Schmidt: Auf jeder Zigarettenpackung können wir nachlesen, dass Rauchen krank macht. Doch was Helmut Schmidt betrifft, haben ihm seine Ärzte bescheinigt, dass – sicherlich auch angesichts seines hohen Alters – der Stress, der mit einer Raucherentwöhnung verbunden ist, für ihn gesundheitsgefährdender sei als das Weiterrauchen.

Ein weiteres Beispiel, nun bezüglich emotionaler Gesundheit: Gottesliebe ist etwas Wunderschönes – doch wenn ein mit dem Leben verkrachter Familienvater sich in ein Kloster flüchtet, weil er unfähig ist, seine Frau und Kinder zu lieben, »wie sie sind«, ist dies eher ein Schritt in Richtung Lebensflucht als in Richtung Heilung. Es kann sein, dass er sich genau durch diese Verleugnung Prostatabeschwerden, Diabetes, Nierenprobleme oder ähnliche Krankheiten heranzüchtet. Umgekehrt kann Vergeistigung für einen anderen Menschen genau der richtige Schritt sein.

Wir erkennen an diesen Beispielen, dass Begriffe wie »richtig« und »falsch« relativ sind. Natürlich wird es immer Lebens- und Gesundheitsregeln für den »durchschnittlichen« Menschen geben. Und doch müssen wir stets für uns selbst prüfen, was stimmig ist. Und genau deshalb brauchen wir die Intuition, um angesichts des gewaltigen Angebots an Gesundheits- und Lebenstipps die für uns stimmigen zu finden.

Wie sehr äußere Noxen uns belasten hängt auf der einen Seite mit unserer persönlichen Veranlagung zusammen, auf der anderen aber auch sehr stark mit unseren Gedanken und Einstellungen, die noxische Effekte verstärken oder deutlich abschwächen können. Deshalb ist es nicht nur wichtig, Noxen zu überprüfen, sondern auch wahrzunehmen, wie Sie durch eine positive Verhaltensänderung belastende Einflüsse in aufbauende verwandeln können. Hierfür wieder ein praktisches Beispiel: In meinem Buch »Du machst mich krank«[5] habe ich dargestellt, dass gerade die persönliche Beziehung mit Ihrem Partner Sie entweder krank oder gesund machen kann. Dies hängt in erster Linie nicht von Ihrem Partner, sondern von der Einstellung ab, mit der Sie Ihre Beziehung führen.

Übung

- Denken Sie einmal an die Beziehung zu Ihrem Partner (falls nicht vorhanden: zu dem Menschen, mit dem Sie in engster Beziehung stehen). In welchen Lebensbereichen/auf welchen Ebenen fördert/belastet diese Beziehung Ihre Gesundheit/Heilung?
- Nun wenden Sie sich Ihrer inneren Mitte mithilfe der Übung »Eintauchen in den Urgrund des Seins« (siehe S. 17) oder mittels »Gebet um Intuition« (siehe S. 18) zu. Denken Sie an einen Bereich Ihrer Beziehung, der eher schwierig für Sie ist. Bitten Sie die höhere Intelligenz um Antwort auf die folgenden Fragen bzw. warten Sie darauf, was der »Urgrund des Seins« dazu sagt: »Welche neue Einstellung würde mir helfen, auch in den bisher schwierigen Bereichen Heilsein zu erfahren? Was gilt es an mir zu verändern? Was muss ich ganz konkret im Außen tun?« Notieren Sie die Antworten!

[5] *Tepperwein, Kurt: Du machst mich krank, Heidelberg 2004*

Möglicherweise haben Sie mit dieser Übung Ihre Intuition befragt. Möglicherweise kamen die Antworten jedoch lediglich aus dem Verstand, nicht aus der Intuition. Überprüfen Sie deshalb Ihre Antworten mithilfe der Übung »Wahrnehmen von Energieveränderungen« (siehe S. 20).

Die Botschaft verstehen

Mit dem Grundgedanken, den Botschaften des Körpers so früh wie möglich zu lauschen, um dadurch die geistig-seelischen Ursachen der verschiedensten Erkrankungen zu erkennen und Lösungshilfen zu finden, übersteigen wir die Maxime, dass ausschließlich äußere Faktoren, Viren, Bakterien oder Ähnliches, krankheitsentscheidend sind[6]. Wir erkennen die Möglichkeit, die eigene Gesundheit durch eine eigene stimmige innere Haltung zu unterstützen. Hierbei geht es mir um eine Kooperation auf allen Ebenen und eine bewusste Zusammenarbeit von Schul- und Alternativmedizin.

Beispiel: Wenn jemand einen Splitterbruch erlitten hat, tut er gut daran, sich in die Hände eines Chirurgen zu begeben. Wenn er zudem Gelegenheit findet, zu erkennen, welcher geistig-seelische Auftrag ihm mit diesem Symptom erteilt wird, z.B. die einzelnen zersplitterten seelischen Teile in ihm wieder zusammenzufügen, wird dies seine Heilung begünstigen.

Krankheit beinhaltet stets eine Information über eine geistig-seelische Fehlhaltung, die sich aus verschiedenen Bestandteilen zusammensetzt[7]:

- dem *Ort* der Erkrankung (jedes Organ, jeder Körperteil entspricht dabei einem besonderen Bearbeitungsthema; darauf verweist auch der Volksmund, wenn er sagt: »Mir ist eine Laus über die *Leber* gelaufen«, »Das kann ich nicht *verdauen*«, »Das sticht mir ins *Auge*«, »Ich kann es nicht mehr *hören*«, »Ich kann den nicht *riechen*« usw.);
- der *Art* der Erkrankung (brennend, punktartig, großflächig; Bruch, Schwellung, Geschwür, Parasiten usw.; auch dies hat Entsprechungen im Volksmund: »Das finde ich ätzend«, »Das *bricht* mir das Kreuz«, »Ich bin *verklemmt*«, »Da habe ich *Schiss*« usw.);
- dem *Zeitpunkt* der Entstehung der Krankheit (indem ich den zeitlichen Zusammenhang berücksichtige, also erkenne, welche anderen Ereignisse zeitgleich mit der Erkrankung stattgefunden haben, erfahre ich mehr

[6] *siehe auch: Tepperwein, Kurt: Du machst mich krank, Heidelberg 2004*
[7] *siehe auch: Tepperwein, Kurt: Die Botschaft deines Körpers, Heidelberg 2004*

über die Ursache und Heilung einer Krankheit; Beispiel: Bei einer verheirateten Klientin fiel der Zeitpunkt der Entstehung ihres Leberkrebses mit der erzwungenen Trennung von ihrem – bis dato heimlichen – Liebhaber zusammen).

Hieraus ergibt sich die folgende Checkliste:

1. *Welcher Ort ist von der Krankheit betroffen (Galle, Knie, Haut etc.)?*
   a. Welche Funktion erfüllt das entsprechende Organ (z. B. Galle = Gallenflüssigkeit verwalten, Kniegelenk = Ober- und Unterschenkel verbinden, Haut = Außenhülle des Körpers etc.)?
   b. Welche Funktion erfüllt das Organ geistig (z. B. Galle = Umgang mit Aggressivem; Knie = sich beugen, beweglichen Kontakt leben; Haut = Kontakt zwischen innen und außen herstellen; der Magen = geistige Aufnahme von Eindrücken gewährleisten usw.)?

2. *Welcher Art ist die Erkrankung?*
   a. Welcher Art ist die Erkrankung auf körperlicher Ebene?
   b. Was bedeutet die Art der Erkrankung als »geistige Fehlfunktion« (z. B. bei einer Zerrung. Wo verzerre ich mich in meinen Beziehungen bzw. habe ich ein Zerrbild? Bei einer Magenverstimmung: Wie verdaue ich Eindrücke? Bei welchen Eindrücken fällt es mir schwer, diese zu verdauen? Worin liegt meine geistige Fehleinstellung im Umgang mit Eindrücken?)?

3. *Was sagt mir der Zeitpunkt der Erkrankung?*
   a. Kenne ich das Symptom schon von früher?
   b. Wann trat die Erkrankung das erste Mal auf?
   c. In welchem zeitlichen Zusammenhang trat sie dieses Mal auf?
   d. Was schließe ich daraus?
   e. Welche Schritte zur Lösung sind zu gehen?

Anhand eines Symptoms können Sie so sehr klar erkennen, welcher Lebensbereich in Unordnung geraten ist. Die Botschaft des Körpers zu verstehen bedeutet also nicht nur, die Art der Störung zu entschlüsseln, sondern auch den Zweck der Krankheit tiefer zu erfassen.

Die Lösungsansätze sind stets individuell. Immer geht es darum, die Dinge und damit das eigene Leben in die (universelle) Ordnung zu bringen.

Übung

- Fragen Sie sich einmal, welcher Körperteil von Ihnen gerade Unterstützung braucht, belastet, vielleicht sogar krank ist.
- Analysieren Sie den Zustand dann nach Maßgabe der Schritte 1–3. Benutzen Sie Ihre Intuition, um die jeweils richtigen Antworten zu finden. Tauchen Sie ein in den »Urgrund des Seins« (siehe S. 17) oder richten Sie Ihr »Gebet um Intuition« (siehe S. 18) auf diesen Körperbereich und überprüfen Sie die erhaltene Botschaft durch das »Wahrnehmen von Energieveränderungen« (siehe S. 20).

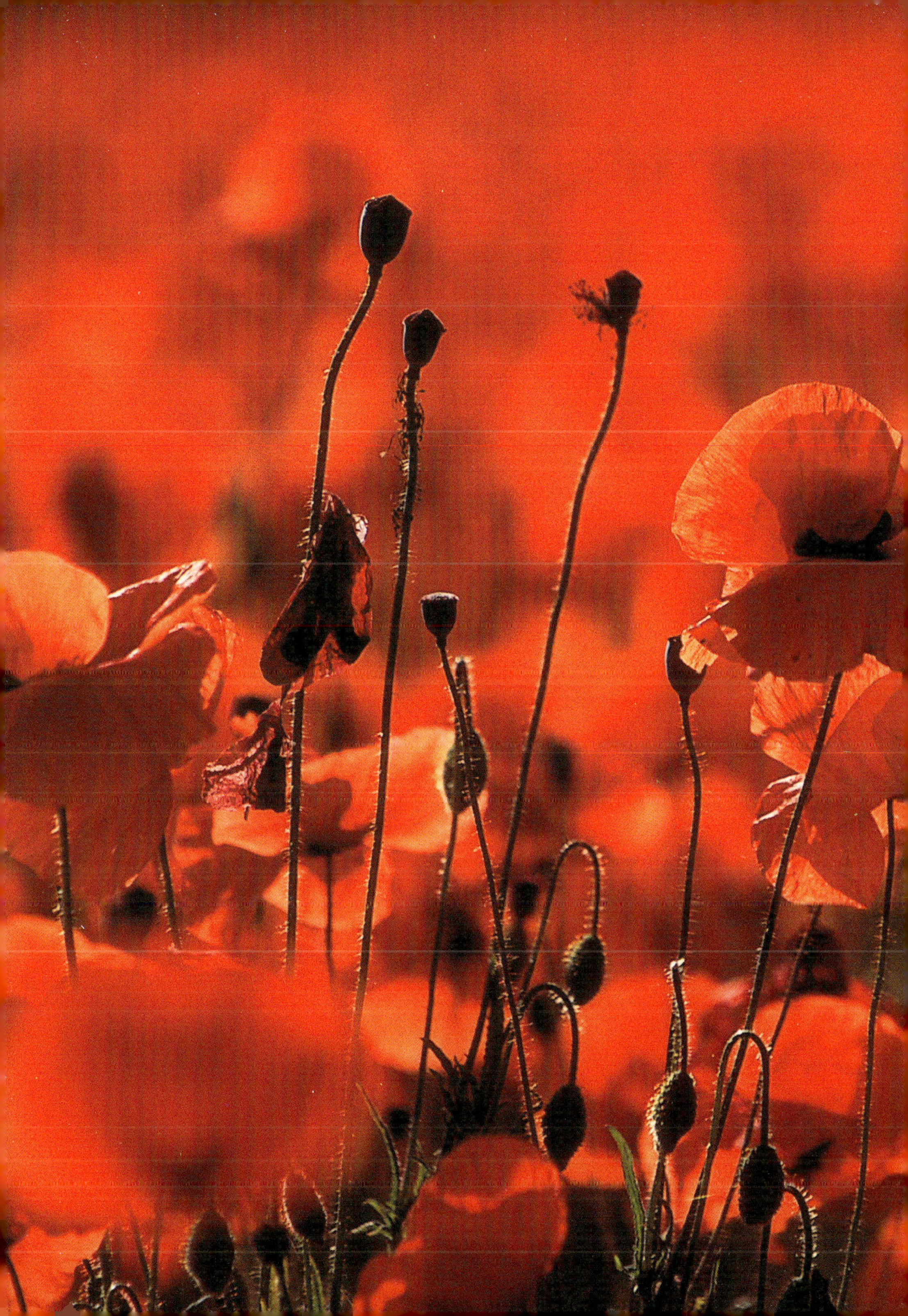

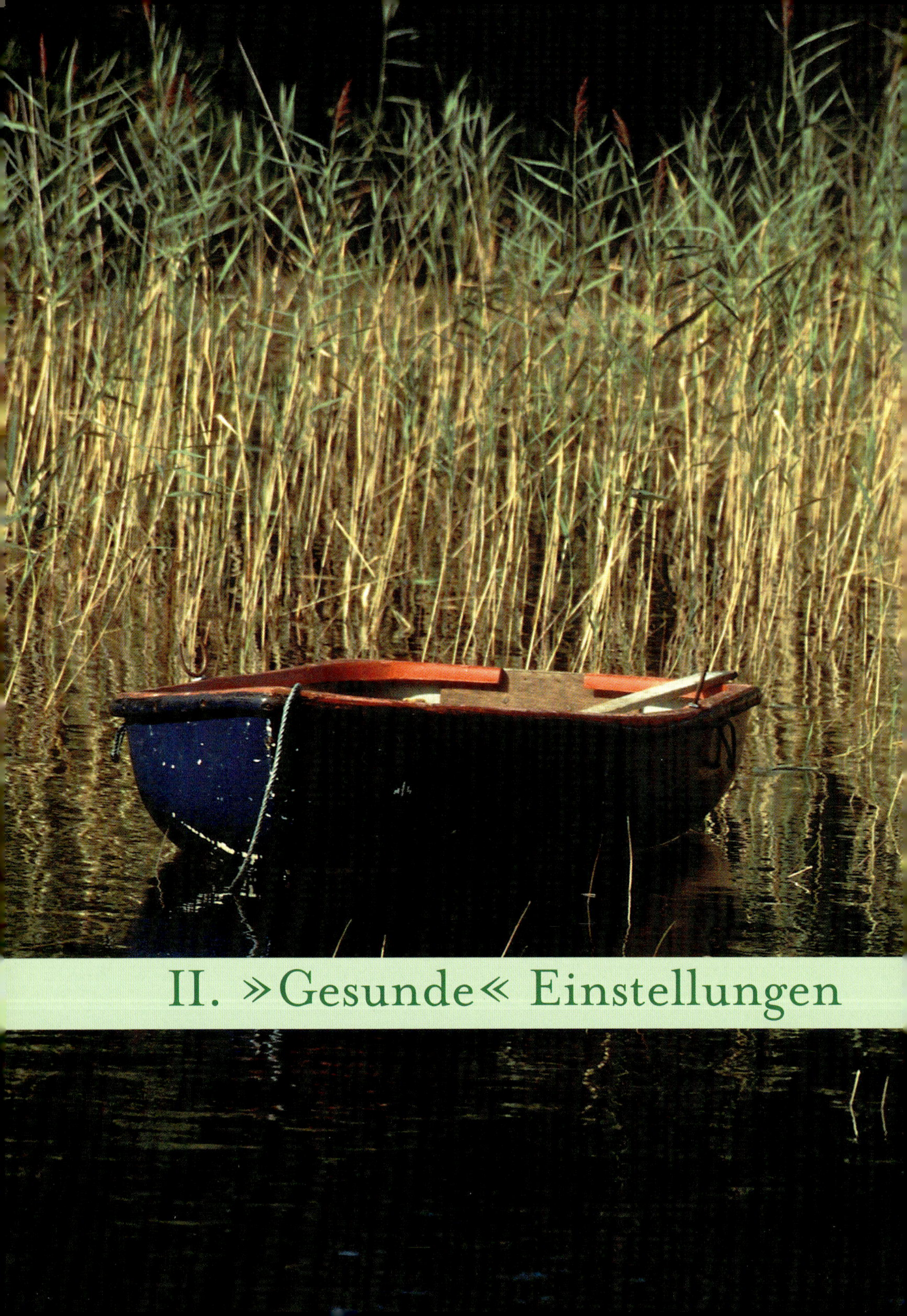

II. »Gesunde« Einstellungen

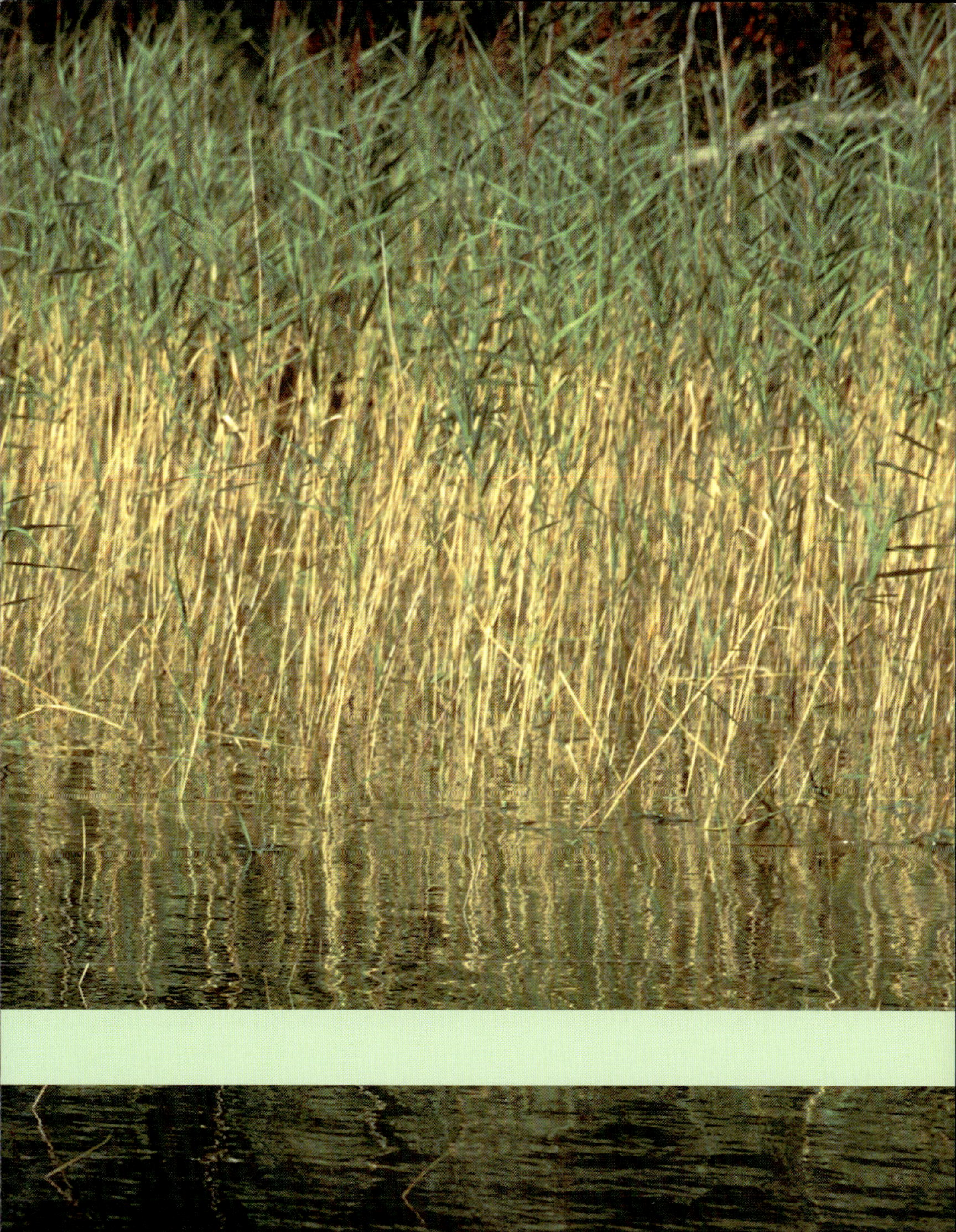

Lernbereitschaft entwickeln

Das Leben ist der beste Therapeut, den es gibt – es heilt jeden! Diese Aussage mag vielleicht hart und kompromisslos wirken und doch entspricht sie der Wahrheit. Letztendlich geht es dem Leben, ungeachtet aller Gesundheit und Krankheit, um unser »Seelenheil«, um geistige Einstellungen, Haltungen, Erkenntnisse, die zu gewinnen sind. Als »Nachhilfelehrer« setzt das Leben hierbei, wenn es gar nicht mehr anders geht, Krankheit und Leid ein, aber auch Unwohlsein, eine ungute Empfindung oder auch einfach nur das Gefühl, dass »es noch nicht alles gewesen sein kann«. Doch wie kommt es dann, dass so mancher, der sich redlich bemüht, krank ist und ein anderer, der einfach nur sich selbst lebt, körperlich gesund?

Vergleichen wir das Leben mit einer Schule, dann befindet sich derjenige, dem es gerade gut geht, in den Schulferien. Unangenehmer »Nachhilfeunterricht«, wie Krankheit, Leid usw., dient möglicherweise als Vorbereitung auf eine »große Prüfung«. Bestandteil dieser großen Schule ist es offenbar, seelisch gesund zu werden. Dies soll sich nicht nur auf eine kognitive Erkenntnis beschränken, sondern soll eine im ganzen Körper und in der einzelnen Zelle verankerte Transformation umfassen. Wenn wir eines Tages »sterben«, werden wir nur unsere Weisheit und unsere Liebe mitnehmen können, unsere »Gesinntheit«, während der Spiegel der Lebensumstände, so angenehm oder unangenehm er sein mag, verschwinden wird.

Viele Menschen leben mit einem Weltbild, in dem sie sich als getrennt von der »einen Kraft«, von dem Ganzen und/oder von sich selbst erfahren. Die »Illusion des Getrenntseins« nennen wir Ego und sie ist genau die Einstellung, die Krankheit begünstigt. Die Idee der Verbundenheit mit dem Ganzen hingegen ist eine Einstellung, die Heilung und Gesundheit begünstigt. Der Absolutheitsanspruch eines vom Ganzen getrennten »kleinen Ichs« ist häufig die Wurzel von Krankheit, während die Demut vor dem Leben und unsere Verbundenheit mit »allem, was ist«, eine Öffnung in Richtung Heilsein bewirkt.

Wir können uns für Heilung und Gesundheit öffnen und das Unsrige tun. Doch Heilung, Erfüllung, (Er-)Lösung, kommen nicht aus unserem »Ich«. Sie sind ein Geschenk, das aus aufrichtiger Hingabe erwächst. Diese Hingabe schließt die Wechselseitigkeit und die Ausrichtung auf die umfassendere Intelligenz, die wir mittels Intuition erreichen können, mit ein.

Projektionen zurücknehmen

Unser Dasein steht in einer permanenten Wechselbeziehung mit allem Leben um uns herum; es ist nicht getrennt davon. Wir atmen alle die gleiche Luft. So sind wir über den Atem nicht nur mit allen anderen Menschen, sondern auch mit der Natur, beispielsweise allen Bäumen, verbunden. Wir erkennen unsere Wechselbeziehung auch dadurch, dass wir essen und trinken müssen, um zu überleben. Gäbe es nicht die anderen Königreiche der Natur, könnten wir nicht überleben.

Wir erkennen unsere wechselseitige Abhängigkeit und Verbundenheit im Dienste des Ganzen (nicht zu verwechseln mit der Co-Abhängigkeit von einem Ego), unser »Intersein«[8], auch innerhalb unserer modernen Gesellschaftsstruktur und unserer technischen Errungenschaften. Wenn es einen atomaren Krieg geben sollte, werden die tödlichen Strahlungen nicht an der Landesgrenze haltmachen. Wenn es einen globalen Finanzcrash geben sollte, wird davon auch unsere Hausbank betroffen sein. Wir erfahren Heilsein nicht, indem wir uns vom globalen Geschehen (»der bösen Welt«) abwenden und in ein Aussteigerparadies flüchten. Dafür sind wir viel zu sehr mit dem Ganzen verwoben. Im Gegenteil, wir finden unsere Sicherheit in unserer Öffnung für das Ganze, in der Anerkennung unseres »Interseins«. Wenn wir uns von dem Ganzen abgrenzen, dann grenzen wir uns damit auch von dem »Urgrund des Seins« ab und damit von dem Boden, der uns nährt. Wir sind ein individueller Bestandteil des Ganzen.

Wir existieren nicht nur innerhalb eines »hautverkapselten Ichs«, sondern wir existieren auch »da draußen«. Wir ha-

[8] Diese Wortschöpfung ist durch den vietnamesischen Lebenslehrer Thich Nhat Hanh im Westen bekannt geworden.

ben zwar einen Körper, der von anderen Körpern klar abgegrenzt ist, aber unser Bewusstsein geht weit darüber hinaus. Wir sind nicht der Körper, den wir haben, sondern wir sind Bewusstsein und damit alles, was unserem Bewusstsein zugänglich ist.

Wir glauben, dass wir etwas »außerhalb von uns« wahrnehmen können, doch wie könnten wir es wahrnehmen, wenn es »außerhalb« von uns wäre. Alles, was wir sehen, hören, fühlen, schmecken können, ist innerhalb von unserem Bewusstsein und damit innerhalb von uns. Wir können es nur deshalb wahrnehmen, weil unser Bewusstsein auch dieses erfassen, umfassen kann. Das bedeutet, dass alles, was wir wahrnehmen können, in uns ist und nicht außerhalb von uns. Wenn wir nichts mehr zwischen »das, was ist« und unser »Ich« stellen, erleben wir uns als »das Ganze«. Unsere eigene Frequenz ist das, was als Welle in die Welt gesendet wird und unser Leben kreiert.

Auch wenn das Leben scheinbar permanent aus »anderen« besteht, besteht es eigentlich nur aus einer Kraft, die wir auch »das Selbst« nennen können. Wir erkennen dies bereits daran, dass jeder zu sich selbst »ich« sagt. Der scheinbar andere ist also lediglich ein »anderes Ich«. Letztendlich existiert nichts anderes als das Selbst, das im eigenen Königreich mit lauter »Ichs« interagiert.

Die Interaktion mit anderen »Ichs« geschieht nach dem Resonanzprinzip. Es gibt einen geheimen Magnetismus, der dafür sorgt, dass Ihnen genau das widerfährt, was Sie erfahren sollen, weil es Ihnen entspricht. Das, was Sie im Leben erfahren, hat also unmittelbar mit Ihnen zu tun, ob Sie dies nun mögen oder nicht. Aus diesem Grund bekommt auch kein Mensch ein »falsches« Schicksal, einen »falschen« Partner, ein »falsches« Leid. Stets meint das Leben uns.

Wenn wir uns über unseren aggressiven Partner beklagen, statt die Aggression in uns zu heilen, dann werden wir krank, wir bekommen vielleicht Gallensteine, Magengeschwüre oder Ähnliches. Sobald wir aber erkennen, dass der Splitter, der uns im Auge des anderen stört, uns nur auf den Balken im eigenen Auge hinweist, und wir diesen Balken aus unserem Auge entfernen, verschwindet die Belastung und damit auch das Symptom. Wir werden also gesund, indem wir unsere Projektionen zurücknehmen.

Übung

- Machen Sie sich den Menschen bewusst, der Sie gerade am meisten in unangenehmer Weise beschäftigt. Das kann Ihr Partner sein, Ihr Kind, Ihre Mutter, Ihr Nachbar, Ihr Vorgesetzter, wer auch immer.
- Notieren Sie drei unangenehme Eigenschaften, die Sie an dieser Person feststellen.

Beispiel: – Meine Mutter ist aggressiv, unterdrückerisch, reglementierend oder
– mein Partner ist unerotisch, unattraktiv und deprimierend oder
– mein Kind ist ungezogen, unreif und vorlaut.

- Dann gehen Sie wieder in Ihre Mitte. Nehmen Sie Kontakt auf mit dem »Urgrund des Seins« bzw. bitten Sie um Intuition. Und dann richten Sie mithilfe Ihrer Intuition Ihre Aufmerksamkeit auf die Bereiche, in denen Sie selbst diese unangenehmen Eigenschaften verkörpern. Sie drehen also die Aussagen um (zum Beispiel: »Ich bin aggressiv, unterdrückerisch, reglementierend!«). Finden Sie im Gebet oder in der Meditation Beispiele, wo dies zutreffen könnte. Öffnen Sie Ihr Herz für diese unangenehmen Aspekte in Ihnen, die im Außen gespiegelt werden. Sinken Sie dabei tief in Ihr Herz hinein. Bitten Sie darum, dass diese Aspekte von Ihrem umfassenderen, höheren Selbst angenommen und geheilt werden können.

Indem Sie Ihr Herz für die unangenehmen Aspekte in sich öffnen, wird sich Ihre Reaktion auf die unliebsamen Eigenschaften Ihrer Mitmenschen verändern. Ihr Körper wird keine Magensäure und Ihre Leber keine Galle mehr produzieren, wenn der andere aggressiv ist, weil Sie genau diese Aggression in sich entdeckt, angenommen und an Ihr höheres Selbst abgegeben haben. Mehr noch: Sie werden erleben, dass dadurch, dass Sie Ihre Projektionen zurücknehmen, sich nicht nur Ihre Gesundheit, sondern auch Ihre Beziehungen positiv stabilisieren.

Sich mit dem Ganzen verbinden

Die kosmische Ordnung

Wir sind eingebettet in ein wunderbares, sich selbst ordnendes System, das wir Kosmos nennen. Das Wort Kosmos kommt aus dem Griechischen und bedeutet »Ordnung«. Gesundheit bedeutet, in Einklang mit dieser »kosmischen Ordnung« zu leben.

Vor der Entdeckung der Quantenphysik gingen wir von dem mechanistischen Weltbild Newtons aus, der fehlgeleiteten Idee, dass der Kosmos kein eigenes Bewusstsein habe. Mittlerweile lernen die modernen Wissenschaftler wieder das Staunen angesichts einer Weisheit, die Laotse bereits vor Jahrtausenden postuliert hatte und die für unser Heilungsanliegen entscheidend ist:

- Der Kosmos ist ein sich selbst organisierendes, allumfassendes und gütiges System, das auf einer universellen/kosmischen Intelligenz beruht;
- die ursprüngliche Natur des Menschen ist vollkommen und gut;
- wenn der Mensch sich in seinem natürlichen Zustand befindet, ist er äußerlich im Einklang mit dem Kosmos und erlebt dies innerlich als fühlbare »Energie der Unschuld«.

Die kosmische Ordnung finden wir in der Art und Weise, wie sich die Planeten um die Fixsterne drehen und das ganze Universum in sich ausbalanciert ist, ebenso wie im Innersten unserer Zellen. Heilsein bedeutet, mit Körper, Geist und Seele in Harmonie mit dem Ganzen zu sein. Im Innersten unseres Körpers finden wir entsprechend unserer Einstellung Harmonie oder Disharmonie, Gesundheit oder Krankheit. Jede Körperzelle spürt Ruhe und Frieden, sobald Sie mit sich selbst und dem Ganzen in Einklang ist, und äußert dies in Gesundheit. Unsere »kosmische Intelligenz« lehrt uns, die Fürsorge dieses Systems für jeden in uns zu erfahren, indem wir uns in Einklang mit der kosmischen Ordnung bewegen. Die Intelligenz des Kosmos entwickelt sich täglich weiter – durch uns. Darwin wurde in Bezug auf seine Evolutionstheorie oft missverstanden. »Survival of the fittest« meint nicht die Durchsetzungskraft des Stärksten, sondern des Bestangepassten. »Fit« zu sein bedeutet, sich in Tuchfühlung mit dem Ganzen anzupassen und von der kosmischen Intelligenz leiten zu lassen und dabei zu erfahren, wie der Kosmos (durch) uns lehrt und lernt.

Die kosmische Intelligenz, die jedem Einzelnen von uns innewohnt, ist Ausdruck der universellen Bewusstheit im individuellen Menschen. Sie ist ausschließlich an unserer freudigen Bewusstseinsentwicklung interessiert und über die Intuition erreichbar. Unser natürlicher Zustand im Sinne der kosmischen Ordnung ist also nicht Krankheit, sondern körperliche und geistige Gesundheit im Sinne von »auf das Ganze gesinnt, ausgerichtet sein«.
Sind wir ausgerichtet auf das Ganze, wird unsere Lebenskraft ständig regeneriert und aufgeladen. Das Wechselspiel von Yin und Yang, Himmel und Erde der chinesischen Lehre, legt nahe, dass unsere menschlichen Körper ihre Energien aus zwei Quellen beziehen:

- den natürlichen Prana-(Lebensenergie-)Ebenen, welche die Erde mehr oder weniger erfüllen und Ausdruck der natürlichen Lebenskraft und unseres Einklangs mit der Natur sind; hilfreich bei der Aufladung ist hier insbesondere das »In-die-Stille-gehen« (»Eintauchen in den Urgrund des Seins«, siehe S. 17), die Atembeobachtung (siehe S. 86), in die Natur zu gehen und ein bewusstes Loslassen von dem, was an Tagesaktivitäten an uns zieht und zerrt;
- den höheren, nicht sichtbaren Ladestationen, welche durch Gebet (z.B. »Gebet um Intuition«, siehe S. 18) und Hingabe erreicht werden und in den verschiedenen Religionen als »kosmisches Licht«, »Licht und Klang«, »Ursonne« usw. beschrieben sind.

Unsere Lebensenergie wird durch diese beiden Quellen, Himmel und Erde, ständig neu generiert und steht ständig kostenfrei zur Verfügung, sobald wir uns mit ihr verbinden.
Viele Menschen beziehen ihre Kraft nur aus einer der beiden Quellen. Die einen sind mit den Harmonien der Erde verbunden und suchen den Einklang mit der Natur. Die anderen sind auf die himmlischen Reiche versessen und vergessen ihre Leiblichkeit und Erdverbundenheit. Die Fixierung auf einen der beiden Pole ist so unsinnig, als würde man nur trinken oder nur essen. Gesundheit erfahren wir, wenn wir das Irdische und das Himmlische, das Leibhaftige und das Geistige gleichermaßen ehren und ihm Platz in unserem Leben einräumen.
So wie der Splitter eines Hologramms das ganze Bild in sich trägt, so sind wir von den Kräften des Urgrundes allen Seins durchtränkt. Dieser Urgrund speist alles Dasein, so wie ein weitver-

zweigtes Pilzgeflecht viele Pilze nährt. Die gesunde Beziehung zum Leben und zu den eigenen Lebensumständen wird bei den Homöopathen »Vita« genannt im Gegensatz zur »Psora«, der degenerierten Beziehung zu ebendiesem Urgrund.

Machen wir uns an dieser Stelle bewusst, was das Leben wirklich ist: ein gewaltiger, in sich bis ins Detail ausgewogener Organismus voller kosmischer Intelligenz, die alles Leben durchdringt. Das Leben macht keine Fehler in dem, was es uns zumutet, auch wenn wir nicht immer erkennen können, was gerade gespielt wird. Ihm wohnt eine Weisheit inne, die wir erlernen wollen – deshalb sind wir inkarniert. Und mit ihr müssen wir kooperieren, wenn wir heil und gesund sein wollen. Wenn Sie beginnen mit dem Leben zu kooperieren, Ihre Lebensumstände als Ihre Lehrer anerkennen, erfahren Sie mehr und mehr, dass dem Leben eine geheime Intelligenz innewohnt, die weitaus klüger ist als der Verstand.

Krankheit ist Entartung

Aber was genau ist nun die Ursache für Krankheit? Was führt dazu, dass eine Zelle sich beispielsweise zu einer Krebszelle entwickelt? Große Geistheiler, wie zum Beispiel Bruno Gröning[9], betonten immer wieder, dass die Krankheit nicht zu uns gehört, sondern Ausdruck einer Entartung ist. Krankheit in dem Sinne zeigt sich als Konflikt, der dadurch entsteht, dass wir den Einklang mit uns selbst, insbesondere einem der beiden Kraftpole, verlieren, dass wir entweder nicht zu unserer Mitte kommen (Erde) oder dass wir uns von den höheren Quellen (Inspiration, Heiliger Geist, Gott, Urquelle, kosmisches Urlicht) abgeschnitten haben.

Der Taoismus geht davon aus, dass Krankheit nichts anderes als die Entfremdung von der kosmischen Harmonie ist. Für den Begründer Laotse hatte das sogenannte Böse keine eigenständige Instanz, sondern war lediglich eine fehlgeleitete Idee, ein Missverständnis, ein falscher Glaubenssatz als Folge der Trennung des Menschen vom Ganzen. Jede Abweichung des Menschen von der universellen Harmonie, schlägt sich, so das Tao, beim Menschen als Krankheit nieder. Jedes »Wieder-in-Einklang-Kommen« als Genesung. Der Zustand, in und aus dem universellen Gesetz heraus zu leben, zeigt sich als Heilsein.

Wenn wir glauben, unabhängig von Himmel und Erde handeln zu können oder zu müssen, ignorieren wir, dass fehlgelei-

[9] *Weitere Informationen: www.bruno-groening.de*

tete Bewertungen, Glaubenssätze, vorgefertigte Meinungen, Vorstellungen, Ideen zum Maßstab unseres Denkens, Fühlens und Handelns werden. Wenn wir dies tun, leben wir einzeln oder kollektiv in einer Entartung, bis hin zu einer »Parallelwelt«, die nicht mehr auf dem natürlichen Bewusstsein über den eigenen Platz innerhalb des Kosmos beruht und deshalb auch nicht mehr Ausdruck der natürlichen Harmonie, des Tao, ist.

Wenn wir die Zeitung aufschlagen, erkennen wir, dass das Bewusstsein vieler Menschen auf der Illusion von Getrenntsein beruht. Hierbei stellt die »herrschende Meinung« darüber, wie »man« leben, denken, sich verhalten sollte, den Ausdruck eines »kollektiven Ego« dar. Wenn wir uns von äußeren Normen speisen lassen, sind wir, ähnlich wie in dem Film »Matrix« quasi wie mit einer Nabelschnur mit einer kollektiven Fehlwahrnehmung verbunden und werden täglich durch sie statt durch unser natürliches Empfinden gespeist. Der Lebenslehrer Eckart Tolle nennt diese Fehlwahrnehmung zu Recht eine »kollektive Neurose«.

Heilsein ist unsere natürliche Bestimmung

Die Weisen im alten China wussten schon vor Tausenden von Jahren, dass es unsere natürliche Bestimmung ist, in Einheit mit dem Ganzen zu leben. Doch dieses Wissen war damals nur wenigen, den Kaisern und Philosophen, vorbehalten.

Im Zuge unserer Entwicklung über den Umweg des denkenden Menschen (Homo sapiens) wird uns erst heutzutage mehr und mehr bewusst, wie wichtig es ist, dieses Harmoniebewusstsein bis in das Innerste der Zelle hineinzutragen. Während Laotse sich in seinem »Tao te king« ausschließlich an den universellen Gesetzen orientierte, wie wir sie im Makrokosmos finden, ist es die Aufgabe unserer Zeit, dieses Bewusstsein in den Mikrokosmos hineinzutragen, in jeden einzelnen Gedanken, ja sogar in jede einzelne Zelle.

Einen spirituellen Ansatz dafür lieferte unter anderem Mutter Mira Alfassa Richard, die Lebensgefährtin von Sri Aurobindo, in ihren autobiografischen Werken, in denen sie das »Mental der Zellen« betonte. Sie sagt: »Die Zelle weiß um die Gesundheit und Unsterblichkeit.«[10]

[10] *Alfassa, Mira: Mutters Agenda, Band I (1951–1960), Gladenbach 1986*

Anstelle des Ich-Wahns, der krank macht, benötigen wir, um zu heilen, wieder Bescheidenheit. In dem Wort »Bescheidenheit« steckt der Begriff »Bescheid wissen«. Das I Ging (Hexagramm 15) lehrt uns, dass der Kosmos auf dem Gesetz der Ebenbürtigkeit beruht, dass jeder Aspekt im Kosmos Respekt verdient. Wenn ein Mensch sich wieder mit dem Kosmos in Einklang bringt, indem er sein Denken korrigiert und den unsichtbaren Kosmos in sein Leben einbezieht, dann erfährt er zunehmende Gesundheit.

Der Sinn für das Ganze, der dem einzelnen Menschen durch Zwangsvorstellungen entfremdet worden ist, zeigt sich uns als liebende und fürsorgliche Gegenwart. Die universelle Intelligenz möchte sich dem Menschen mitteilen. Dies ist kein Konzept, sondern in erster Linie ein Empfindungs-Bewusstsein, das durch Intuition erreicht werden kann. Heilung ist somit nicht identisch mit einer noch besseren Anpassung an das kollektive Ego (noch besser »funktionieren«), sondern mit einer Einstimmung und Transformation im Dienste des Kosmos; halte dich an das, was unveränderlich ist: die Liebe des Ganzen.

Tief gehendes Verstehen heilt

Nur solange wir von »Ich-Stoff«, also den Konditionierungen und Begrenzungen des »kleinen Ichs«, beherrscht werden, erfahren wir Mühsal, Sorgen, Krankheit und Leid. Dieses Verständnis ist für das Thema der Heilung ungeheuer wichtig. Wie die Lebenslehrerin Byron Katie immer wieder betont: »Solange wir gegen das Leben kämpfen, verlieren wir immer – aber nur zu 100 Prozent.«

Wenn wir jedoch in Kontakt mit der universellen Intelligenz, also frei von »Ich-Stoff«, leben, leben wir erfüllt und leicht, d. h. richtig »gesinnt«. Für denjenigen, der in Einklang mit dem Ganzen lebt, gilt: »Leicht ist richtig, richtig ist leicht!« Die alten Taoisten wussten dies noch, wenn sie darüber berichteten, dass ein weiser Kaiser sein Königreich so leicht regierte, wie jemand einen kleinen Fisch brät. Das »I« im chinesischen Wort »I Ging« bedeutet »leicht«.

Das »Märchen vom Hasen und dem Igel«, nachzulesen bei den Gebrüdern Grimm, zeigt beide Alternativen auf: Der Hase im Märchen symbolisiert unser egoistisches, aufgeblasenes, sich stressendes, kränkelndes »kleines Ich«, das sich abhetzt und doch nie rechtzeitig am Ziel ankommt, der Igel steht für das stimmige, gesunde, mit dem Ganzen verbundene Selbst, das im Hier und Jetzt stets am Ziel ist.

Wir brauchen unsere Intuition, um zu verstehen, was das Leben uns in jeder Lebenslage signalisieren möchte. Es handelt sich hierbei jedoch nicht um ein kognitives Verstehen, wie wir es in der Schule lernen, und es geht auch nicht darum, anderen Meinungen blind zu folgen, sondern um ein intuitives Verstehen. Unser »kleines Ich« kann aus seiner begrenzten Sicht gar nicht verstehen, was das »große Ganze« gerade von ihm möchte, und neigt daher zu Krankheit, wenn es nicht durch unsere umfassende Bewusstheit immer wieder mit dem Ganzen verbunden wird. Das »kleine Ich« ist quasi der Akku, der immer wieder der Aufladung durch das »größere Verstehen« bedarf. Je mehr wir auf einer tieferen Ebene verstehen, umso mehr lösen sich die Illusionen des Getrenntseins, Dissonanz, Krankheit usw. auf.

Ein gutes Beispiel für die Wechselbeziehung zwischen dem Leben und unserem »kleinen Ich« liefert uns ein Konzert. Wenn wir professionelle Musiker in einem Konzert sind, dann achten wir peinlich genau auf den Dirigenten und spielen in unmittelbarer Resonanz mit ihm. Wir drücken aus, was der Dirigent durch uns ausgedrückt haben möchte, und bemühen uns hierbei, den bestmöglichen, stimmigsten Ton zu treffen. Wenn der Dirigent »Freude, schöner Götterfunken« vorgibt, dann denken wir nicht daran, »Hänschen Klein« zu spielen, weil wir wissen, dass unser eigenwilliger Ton das Ganze stören und deshalb zu Disharmonie führen würde. Natürlich gibt es auch immer wieder Verführungen, die unsere Achtsamkeit erfordern: Wenn beispielsweise ein anderer Orchesterspieler sich – ohne vom Dirigenten dazu aufgefordert worden zu sein – dafür entscheidet, mit seinem Schlagzeug einfach draufloszutrommeln, dann stehen wir vor der Entscheidung, ob auch wir einfach nach Gusto spielen oder weiterhin versuchen, auf den Dirigenten zu lauschen. Vielleicht ist das Schlagzeug des Mitspielers lauter als die Stimme des Dirigenten. Doch sollten wir uns nicht mitreißen lassen und auf die feine Stimme hören statt auf den offensichtlichen Lärm.

Der Dirigent wird irgendwann den Trommler abklopfen und uns ebenso – falls auch wir nicht auf ihn geachtet haben. Auf unser Leben bezogen, erfahren wir dieses Abklopfen als Krankheit, Leid, Mühsal, Streit, Dissonanz. Wenn der Dirigent unsere Darbietung stoppt, können wir natürlich lamentieren. Doch solange wir einfach nur gegen den Dirigenten sind, bleiben wir in Konflikt mit dem Gesamtorchester und produzieren in uns Zorn, Frustration und Verbitterung, zusätzlich zu den Schwierigkeiten, die wir bereits haben. Als gesunder Mitspieler im Konzert des Lebens haben wir Respekt vor dem, was der Dirigent vorgibt, auch wenn wir es nicht immer verstehen, und suchen den Einklang mit dem Ganzen, aus dem heraus wir ganz klar erkennen können, was zu tun bzw. zu lassen ist.

Idealerweise entscheiden wir uns dafür, auf den Dirigenten und die Gesamtmelodie zu achten und uns nicht auf die Unstimmigkeit der anderen einzulassen. Dies bedeutet auch ganz klar, zu den egoistischen Anwandlungen von Partnern, Nachbarn, Verwandten »Nein«, zu ihrem wahren Selbst aber »Ja« zu sagen. Wir erkennen die anderen als Mitspieler im Ganzen an und ehren sie als solche, aber wir erlauben nicht, dass deren »Ego-Trips« uns in Disharmonie bzw. Krankheit bringen.

Wir haben im Grunde genommen drei Positionen:

- unser eigenes Ego, das »Hänschen Klein«, das uns krank machen kann. Beispiel: Jemand, der Herzprobleme hat, sollte sich regenerieren und auf seine Gesundheit achten; das ist es, was der Dirigent von ihm will. Wenn er aus Egoismus, beispielsweise um sich weiterhin als »der Größte« zu fühlen, von morgens bis abends weiterarbeitet und nicht auf sich achtet, wird er degenerieren und krank werden;
- die Co-Abhängigkeit: Hier erlauben wir dem Ego einer anderen Person, dass es über uns bestimmt. In vielen Fällen werden wir dann genau deshalb krank, weil wir zu diesem Ego nicht »Nein« gesagt haben.

  Beispiel: Wir verbringen mit unserem Partner die Nächte in der Kneipe, weil dieser gerne Alkohol trinkt und sich wünscht, dass wir mitmachen. In dem Fall spricht man von Co-Abhängigkeit;
- die Stimme der Intuition: sie verbindet uns mit dem Ganzen und ist sehr fein. Darum müssen wir immer wieder nach innen hören und lauschen, was das Leben von uns verlangt. Nur so stellen wir sicher, dass wir nicht das Opfer des eigenen oder eines fremden Ego werden.

Sobald es uns gelingt, unsere »Ich-Besessenheit« und die Hörigkeit gegenüber der »Ich-Besessenheit« anderer, welche die eigentliche Wurzel jeder Krankheit sind, loszulassen und uns mehr und mehr von unserer Intuition führen zu lassen, erkennen wir, wie ausgewogen das Leben und alle »Zufälle«, die wir erleben, aufeinander abgestimmt sind. Und in dem Maße, in dem wir in Einklang mit dem Leben kommen, lüften sich die Schleier vor unserem Bewusstsein und wir erkennen die Zusammenhänge und Synchronizitäten, wir erleben, dass das Leben auf unsere Ausrichtung »antwortet«.

Übung

- Machen Sie sich eine Lebenssituation bewusst, die Ihnen Schwierigkeiten bereitet. Dann gehen Sie in die Stille. Ergründen Sie, was Ihr Ego sich in dieser Lebenssituation wünscht. Dann fragen Sie sich, was das Ego anderer Menschen von Ihnen fordert.
- Nehmen Sie Verbindung mit Ihrer Intuition auf, entweder durch Meditation (»Eintauchen in den Grund des Seins«, siehe S. 17) oder durch Gebet (»Gebet um Intuition«, siehe S. 18). Lauschen Sie der feinen Stimme des Dirigenten, finden Sie heraus, was für »das Ganze« stimmt. Dadurch leben Sie gesund und heil und dies wird sich auch in Ihrer körperlichen Gesundheit ausdrücken.

Diese Übung können Sie – einmal trainiert – auch im Alltag immer wieder einsetzen.

Beispiel: Ein Freund ruft Sie an und beklagt sich bei Ihnen über seine Lebensumstände. Er jammert Ihnen die Ohren voll und beschuldigt Sie sogar, dass Sie mit verantwortlich seien, dass es ihm so schlecht ginge. Sie spüren: Wenn Sie sich auf dieses Gespräch ungefiltert einlassen, raubt Ihnen das sämtliche Lebensenergie. Also gehen Sie hin und nehmen zuerst einmal das Ego des anderen wahr, ergründen, was es will. Sie erkennen: Das Ego des anderen will einfach nur Dampf ablassen und recht bekommen. Ihr eigenes Ego möchte sich gegen diesen Angriff an Negativität verwahren und bekommt Stacheln. Statt auf Ihr eigenes Ego oder das Ego Ihres Freundes zu reagieren, gehen Sie kurz in Ihre Mitte und fragen sich, was »das Ganze« in dem Fall durch Sie ausdrücken möchte. Aus dem Urgrund des Seins steigt in Ihnen der Impuls auf, Mitgefühl für den anderen zu haben.

Statt sich herunterziehen zu lassen, sagen Sie so etwas wie: »Das muss schmerzhaft für dich sein. Leider kann ich in den Schmerz nicht näher einsteigen, aber ich fühle ihn, ich verstehe ihn und ich weiß, dass dein wahres Selbst damit umgehen kann!«
Fragen Sie sich stets: Was möchte das Ganze derzeit durch mich sagen, ausdrücken, fühlen, erleben, wahrnehmen?

Warm oder kalt?

Vielleicht kennen Sie das Kinderspiel »Topfschlagen«? Ein Kind bekommt die Augen verbunden und einen Kochlöffel in die Hand. Irgendwo im Raum wird ein Topf versteckt. Das Kind bewegt sich im Raum umher und wird durch die Mitspieler mit Zurufen ermuntert, mit dem Kochlöffel auf dem Boden zu tasten und dabei den Platz zu finden, an dem der Topf versteckt ist. Wenn die Mitspieler »kalt« rufen, bedeutet dies, dass sich das Kind vom Topf entfernt, »warm« bedeutet, dass das Kind sich dem Topf nähert. Wenn das Kind den Topf gefunden hat, bekommt es dafür eine Belohnung.
Unser Leben ähnelt diesem Spiel. Das Signal »kalt«, das sich ausdrückt durch Krankheit, Disharmonie oder Leid, ist dabei nicht »böse«. Wir können dies frei von jedem Moralismus sehen. Es zeigt nur an, dass wir den richtigen Weg noch nicht gefunden haben. »Kalt« ist also ebenso »gut« wie »warm« (Gesundheit, Glück, Fülle), weil beides lebensnotwendige Information darstellt.
Durch die Übung »Wahrnehmen von Energieveränderungen« (siehe S. 20) sind Sie jedoch in der Lage, »warm« bzw. »kalt« zu erkennen, bevor es sich im Alltag als Krankheit, Mühsal oder Leid zeigt.

Übung

- Machen Sie sich einen Lebensumstand bewusst, bei dem Sie nicht ganz genau wissen, was der Dirigent des Lebens von Ihnen erwartet. Dies kann ein Beziehungsthema sein, eine berufliche Situation oder natürlich ein Symptom.
- Justieren Sie dann Ihr Bewusstsein durch das »Wahrnehmen von Energieveränderungen« (siehe S. 20).

- Stellen Sie nun Behauptungen auf: »Der Sinn dieser Beziehung/dieser Situation/dieses Symptoms ist ...!« Verändern Sie Ihre Behauptungen so oft, bis Sie spüren, dass Sie des Pudels Kern zu 100 Prozent getroffen haben.

Akzeptieren, was ist

Im vorangegangenen Kapitel haben wir erfahren, auf welchen Gesetzmäßigkeiten Krankheit bzw. Gesundheit beruht und wie wichtig es für das eigene Heilsein ist, auf das Ganze eingestimmt zu sein. Die Voraussetzung dafür ist, dass wir das Leben und alles, was wir erfahren, erst einmal annehmen. Es ist ein Zurücktreten von den »Ich-Meinungen«, ein In-die-Stille-Gehen, um zu erfahren, was los ist. In der Annahme und wertfreien Betrachtung unserer Lebensumstände, insbesondere unseres Gesundheitszustandes, besteht der erste Schritt, um durch die Dinge hindurchzugehen und Wandlung zu erfahren.

Ein gutes Beispiel für diese Lebensannahme gibt der biblische König Hiob ab, der – egal mit welchen Schicksalsschlägen konfrontiert – Gott und das Leben gepriesen hatte, bis er eines Tages ein Vielfaches des Guten, das ihm genommen wurde, zurückerhielt. Doch es muss nicht so weit kommen wie bei Hiob, die Realität ist in fast allen Fällen freundlicher, als wir befürchten.

Wenn wir an einer schweren Krankheit leiden oder uns in einer Lebenskrise befinden, ist es erst einmal wichtig, diesen Zustand anzunehmen. Wir müssen uns in die energetische Nullzone bewegen, um aus ihr neu aufzutauchen. Als Sinnbild hierfür mag ein Strudel dienen. Wenn wir in einen Wasserstrudel geraten sind, der uns nach unten zieht, müssen wir erst einmal loslassen, den Kampf gegen den Strudel aufgeben, da wir ansonsten nur lebenswichtige Kräfte vergeuden. Irgendwann gelangen wir an den tiefsten Punkt des Strudels, aus dem heraus es automatisch eine Gegenbewegung gibt, die uns wieder nach oben stößt. Es ist hilfreich und wichtig, zu diesem Zeitpunkt, wenn die Gegenbewegung einsetzt, alle Kräfte und Möglichkeiten zur Verfügung zu haben, um sich abzustoßen. Diese energetische Nullzone ist genau der Punkt, an dem wir es aufgeben, »gegen etwas« zu agieren, und durch das Leben von der Energie erfüllt werden, um »für etwas« zu kämpfen. Indem wir das Leben annehmen, wie es ist, gelangen wir sehr schnell in die energetische Nullzone, an den Boden des Strudels, und die Heilung des Bewusstseins und des Körpers kann sich beschleunigen.

Genau an dieser Stelle haben viele Menschen Schwierigkeiten. Die Versuchung ist groß, sobald etwas Unangenehmes geschieht, die universelle Energie dafür anzuklagen oder irgendjemand anderen dafür schuldig zu sprechen. Doch gerade dieses »Hadern« hält uns in unserer eigenen Privat-Hölle gefangen (Hades, von dem das Wort »Hadern« abgeleitet ist, ist der griechische Gott der Unterwelt). Wenn wir das, was wir gerade erleben, Krankheit oder Leid, ablehnen, moralisch bewerten als schlecht oder böse oder als etwas, das nicht sein sollte, dann spalten wir uns innerlich in einen Teil, der gesund sein möchte, und einen Teil, der in der Krankheit festhängt.

»In der konventionellen Medizin betrachten wir die Krankheit oft als einen Feind, den wir loswerden möchten ... Wir wollen die Krankheit nicht haben, sie zum Verschwinden bringen. Dadurch spalten wir jedoch einen Teil ab. Wenn wir aber die Krankheit vom Menschen abspalten, dann ist er nicht mehr ganz, weil in dem Moment des Krankseins die Krankheit zu ihm gehört – zu seiner Ganzheit.«[11]

Nehmen wir einmal an, Sie erleben gerade einen für Sie unangenehmen Zustand oder eine Krankheit. Die Krankheit ist der Ausdruck eines Konfliktes, und zwar auf vielen Ebenen. Psychosomatisch zeigt die Krankheit, dass in dem symbolisierten Lebensbereich das Selbst sich nicht entfalten kann (siehe S. 26) Problematisch und gesundheitsbelastend sind primär widerstandbehaftete Einstellungen, mit denen wir unserem Körper bzw. der Krankheit begegnen, und erst sekundär das Symptom selbst. Zu dem, was wir erleben, müssen wir eine Haltung, eine Einstellung gewinnen, die uns wieder mit dem großen Ganzen verbindet.

Es ist wenig sinnvoll, die Symptome einfach nur zu verdrängen und die rosarote Brille aufzusetzen. Genauso wenig hilft es, seinem Unmut einfach nur freien Lauf zu lassen. Dies wäre so, als würden Sie zu Ihren Körperzellen sagen »Wir spielen jetzt Krieg«. Um Ihre Selbstheilungskräfte zu fördern, prüfen Sie an dieser Stelle, ob Sie zu Ihrem Symptom eine problematische Einstellung haben. Hierbei ist es wichtig, ehrlich gegenüber sich selbst zu sein, sich Unbewusstes bewusst zu machen.

[11] Platsch, Klaus-Dieter: Liebe, die größte Heilkraft, in: Iding, Doris: Quellen der Heilung, Stuttgart 2007, S. 54; weitere Informationen unter www.drplatsch.de

Übung

- Verbinden Sie sich wieder mit Ihrer Intuition und bitten Sie darum, dass Ihnen Ihre wichtigsten Vorbehalte gezeigt werden. Fragen Sie sich angesichts eines Symptoms: »Wer oder was sollte anders sein?« Bitten Sie Ihre Intuition darum, dass Ihnen drei Punkte bewusst werden, die gerade am meisten Ladung besitzen und mit dem Symptom in Zusammenhang stehen. Notieren Sie diese drei Punkte.
  Beispiele für mögliche Antworten:
  - Meine Krankheit sollte nicht sein!
  - Mein Partner sollte liebevoller und zärtlicher sein! (Nierenprobleme weisen auf das Thema Partnerschaft hin.)
  - Ich sollte mehr geliebt werden! (Liebe spielt bei Herzproblemen eine Rolle.)
  - Meine Figur sollte besser sein!
  - Mein Knie sollten nicht wehtun!
  - Meine Leber sollte besser arbeiten!

- Ändern Sie Ihre Aussagen anschließend wie in nachfolgenden Beispielen ab:
- »Auch wenn mein Körper krank ist, akzeptiere ich mich voll und ganz!«
- »Auch wenn ich Knieprobleme habe, akzeptiere ich mich voll und ganz!«
- »Auch wenn meine Leber nicht optimal arbeitet, akzeptiere ich mich voll und ganz!«

Wir wissen ja bereits, dass wir immer verlieren, wenn wir uns mit der Realität anlegen. Wenn wir also glauben, unsere Knie sollten nicht schmerzen, doch sie tun uns weh, dann werden wir verlieren, denn die Realität ist, dass die Knie wehtun. Wenn wir glauben, wir sollten eine bessere Figur haben, und sie ist nicht besser, werden wir leiden, denn das ist die Realität. Wir müssen erst einmal mit dem, was ist, in Frieden kommen, damit Heilung entstehen kann.

Der erste Schritt für die Auflösung des Konflikts mit einem Symptom liegt also darin, anzuerkennen, womit Sie in Konflikt stehen, und sich selbst ungeachtet dieses Konfliktes zu lieben. Sehr häufig neigen wir nämlich zu Selbsthass, sobald wir nicht gesund sind – und wir brauchen Selbstliebe, um zu heilen.

Die moderne Psychologie nennt diese Verwandlungssätze »Versöhnungsformeln«. Verinnerlichen Sie diese Formeln. Vollziehen Sie sie geistig. Damit haben Sie schon einen wichtigen Schritt in Richtung Heilung, Selbstannahme und mentale Versöhnung getan.

Im nächsten Schritt geht es darum, den energetischen Widerstand gegen das Leben bzw. das Symptom loszulassen.

Energetischer Widerstand gegen ein Symptom und die mit ihm verbundenen Einschränkungen, Schmerzen usw. ist eine typische Reaktion auf Krankheit, doch mit dem energetischen Widerstand sperren wir uns, wie bei der mentalen Selbstablehnung, gegen die heilende Botschaft, die in dem Symptom verborgen ist. Wir sagen quasi energetisch: »Das Symptom sollte nicht sein, alles sollte so bleiben, wie es ist, auch die Botschaft, die zu einer Veränderung aufruft, sollte nicht sein.« Um energetischen Widerstand aufzugeben, müssen wir uns erst einmal bewusst machen, dass wir so einen Widerstand überhaupt haben, dass wir »im Widerstand sind«, und diesen Widerstand bewusst an die höhere Intelligenz abgeben, damit die blockierte Energie sich ausdrücken, ihre Botschaft freigeben und Heilung einsetzen kann. Viele Menschen haben Angst, sich dem Schmerz, dem Symptom und der darin verborgenen Botschaft zu öffnen, weil sie glauben, dies würde zusätzliche Schmerzen erzeugen und ihre Krankheit nur noch verschlimmern. Doch das Gegenteil ist der Fall – in der Auflösung des Widerstandes liegt die Lösung.

Übung (Teil I, Widerstand loslassen)

- Richten Sie Ihre Aufmerksamkeit auf das Symptom, das Ihnen zu schaffen macht (beispielsweise ein Knieproblem). Nehmen Sie das Symptom wahr.
- Und nun nehmen Sie Ihren eventuellen Widerstand gegen das Symptom wahr. Erleben Sie isoliert von dem Symptom dieses »Ich will das aber nicht haben« und lassen Sie diesen Widerstand bewusst los. Beobachten Sie, was daraufhin geschieht. Normalerweise öffnet sich genau zu diesem Zeitpunkt Ihre Intuition für die hinter dem Symptom liegenden Zusammenhänge und Ursachen.

Übung (Teil II, Einbeziehung der Intuition)

- Vertiefen Sie nun, nachdem Sie Ihren Widerstand gegen das Symptom losgelassen haben, Ihre Wahrnehmung durch Meditation (»Eintauchen in den Urgrund des Seins«, siehe S. 17) und/oder ein Gebet (»Gebet um Intuition«, siehe S. 18).
- Sagen Sie zu Ihrer Intuition: »Bitte sage mir, was ist die bestmögliche Antwort, die stimmige Haltung auf dieses Thema? Bitte sage mir, was ich tun, dulden, lassen oder verwirklichen soll!«
- Und dann warten Sie. Lauschen Sie. Öffnen Sie sich für die Antwort – und überprüfen Sie diese durch das »Wahrnehmen von Energieveränderungen« (siehe S. 20).

Zugegebenermaßen ist es nicht immer leicht, das Leben und alles, was uns geschieht, so zu akzeptieren, wie es ist, und unseren energetischen Widerstand loszulassen. Wir wurden fast alle dazu erzogen, dem Leben zu widerstehen, das Leben und alles, was ist, als potenziell feindlich zu betrachten. In seinem Buch »Illusionen«[12] beschreibt Richard Bach die Geschichte von einem Wesen, das auf einmal erkennt, dass es sinnlos ist, gegen die Realität zu kämpfen, und einfach loslässt und dadurch seine Erleuchtung findet. Loslassen, in Frieden kommen mit dem, was ist, ist die Grundvoraussetzung für die eigene Heilung. Dies gilt auch für den Zustand der Krankheit, falls sie einmal da sein sollte. Und die Sorgen, die eventuell in Zusammenhang mit einem Symptom auftreten, können Sie an die höhere Intelligenz abgeben, wie das nachfolgende Kapitel zeigt.

Die Sorgen teilen

Sie haben erfahren, dass Sie das, was Ihnen geschieht, akzeptieren und energetische Widerstände loslassen sollten. Wenn Sie sich wirklich darauf einlassen, Ihre Realität und damit auch Ihr Symptom zu fühlen, dann kommen sehr leicht unliebsame Emotionen hoch, die unter der Schale von Widerstand und Ablehnung verborgen waren; Sie fühlen sich möglicherweise vom Leben »weich gekocht«.

[12] *Bach, Richard: Illusionen, die Abenteuer eines Messias wider Willen, Berlin 1989*

Ihnen wurde vielleicht beigebracht, dass Sie angesichts eines Symptoms oder Schicksals nicht jammern dürfen, Ihnen wurde gesagt: »Reiß dich zusammen!« Doch diese Haltung führt zu seelischer Verkrampfung und Abspaltung von unseren wahren Gefühlen, gerade dann, wenn wir das Leben als »hart« empfinden. Wenn wir uns nicht erlauben, unseren Schmerz zu fühlen, funktionieren wir vielleicht – trotz Krankheit – noch irgendwie, verlieren aber unsere Sanftheit, Zartheit, unser Feingefühl, werden hart, sauer und aggressiv und bleiben innerlich gestresst, unfähig, uns dem natürlichen Heilungsprozess zu öffnen, der unsere ganze Verletzlichkeit und Sensibilität braucht.

Andere Menschen sind notorische Jammerer. Dahinter steckt vielleicht die Absicht, den Kontakt zum »inneren verletzten Kind« aufrechtzuerhalten, sensitiv zu sein, empfindsam. Doch viele Jammerer verharren in der Opferposition – kaum einer will ihr »Gejammer« hören. Manche Freunde ertragen die Jammerer, aber nach einer gewissen Zeit fühlen sie sich genauso erschöpft, insbesondere, wenn keine Lösung gefunden bzw. angenommen wird. Und so bleiben die Jammerer im Kreislauf des Jammerns gefangen, zwar in Kontakt zum inneren Kind, aber fixiert auf die Opferrolle.

Fatal ist auch eine dritte Sorte von Kranken und auch von Helfern, die irgendwann einmal begonnen haben, Kopf und Bauch zu trennen, die mitgefühlsarmen »Computer auf zwei Beinen«: Diese Rationalisten haben für jedes Leiden eine »esoterische« Erklärung parat: »Du hast eben nicht positiv gedacht«, »Du bist sicher ein schlechter Mensch, sonst hättest du nicht so ein hartes Karma«, »Du hast es nicht besser verdient«. Doch auch die Rationalisten finden keine Lösung, weil das Herz fehlt und weil das, was ist, das Jammern oder Leiden, nicht angenommen, sondern als »unspirituell« verurteilt wird.

Stets müssen wir uns da abholen, wo wir stehen. Wenn wir akzeptieren, unseren Widerstand loslassen, uns in dem entspannen, was ist, erleben wir genau diesen Heilungsprozess, in dem der Stau an Gefühlen und vielleicht vorhandenen Schmerzen, Leiden, ins Fließen kommt, vielleicht so, wie Salzkristalle in einer verkrusteten Höhle durch labenden Dauerregen von den Wänden gewaschen und weggespült werden.

Solange wir trotz Akzeptanz und Widerstandslosigkeit Leid spüren, sollten wir einen Weg finden, diesen Schmerz an die geistige Welt abzugeben. Nachfolgend eine gute Anregung für Sie, wie dies geschehen kann:

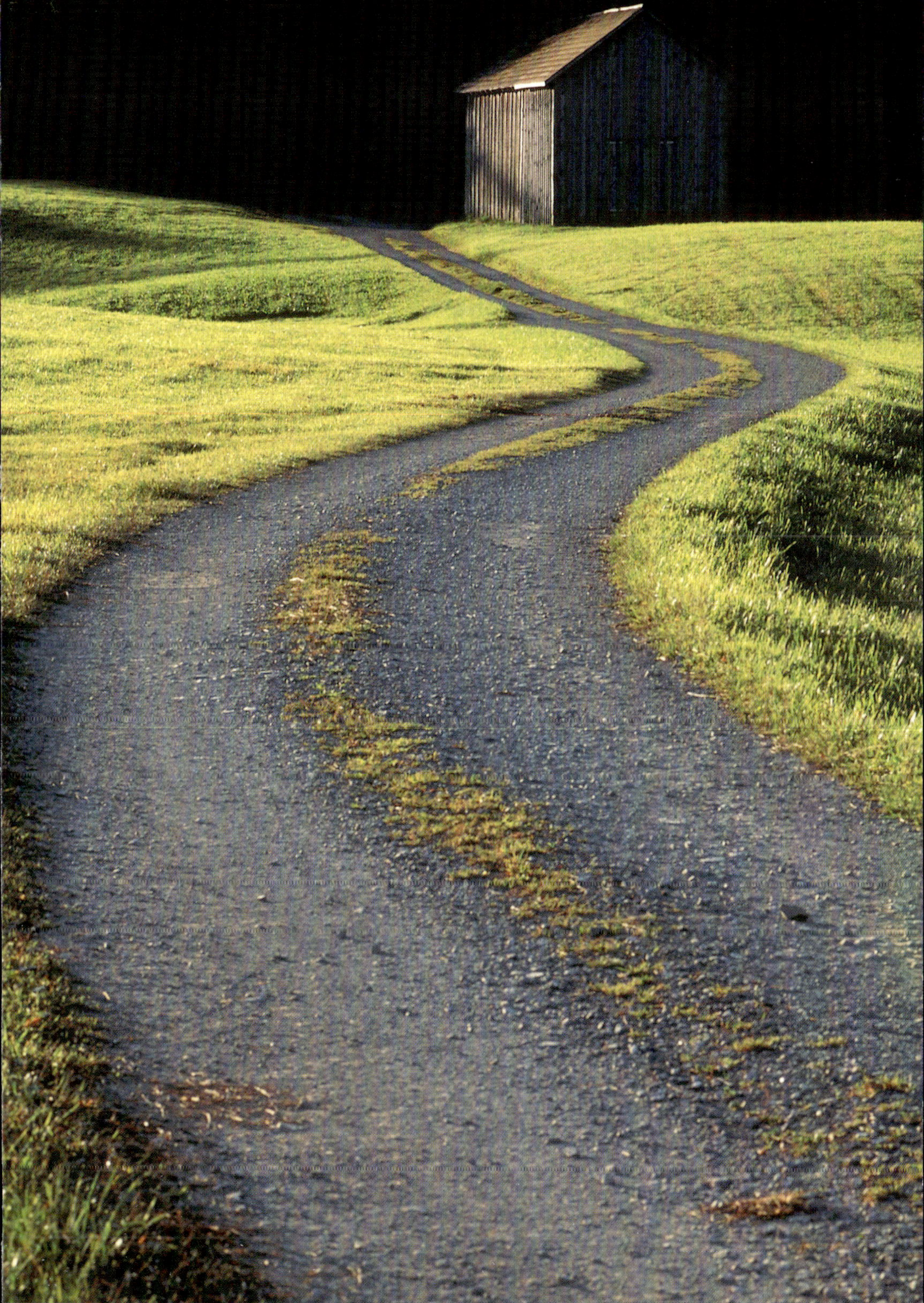

In Guatemala haben die Kinder Sorgenpüppchen. Das sind kleine Püppchen aus Stoff, denen erzählen die Kinder abends vor dem Einschlafen ihre Sorgen – und wenn sie am nächsten Tag aufwachen, sind die Sorgen verschwunden: Die Sorgenpüppchen haben sie hinweggewaschen. Diese Geschichte gab die Anregung für eine Meditation zur Selbsttröstung, für die Kontaktaufnahme mit den »Sorgen- und Medizinbuddhas«, dem Tröstergeist, Schutzengel, Guru, der Gottesmutter oder wie auch immer wir diese tröstende Instanz nennen möchten. Sie können die Meditation mit entsprechender Hintergrundmusik unterstützen.[13]

Meditation

- Sinken Sie immer tiefer in sich hinein, in die Meditation, den »Urgrund des Seins« (siehe S. 17) bzw. nehmen Sie Kontakt mit der höheren Intelligenz auf durch das »Gebet um Intuition« (siehe S. 18). Fühlen Sie Ihre innere Mitte, spüren Sie, wo sich diese bei Ihnen befindet, vielleicht im dritten Auge, im Herzen oder im Bauch?
- Dann, wenn Sie geistig ganz in Ihrer Mitte angekommen sind, stellen Sie sich einen Kreis vor mit 21 Sorgen- bzw. Medizinbuddhas, Schutzengeln oder Helfern Ihrer Wahl. Diese wunderbaren Wesen kennen und lieben Sie über alles. In diesem Kreis ist noch ein Platz frei. Es ist Ihr Platz, der 22. Platz. Setzen Sie sich auf diesen Platz. Und dann klagen Sie den mitfühlenden Wesen Ihre Krankheit, Ihr Leid. Filtern Sie nicht, lassen Sie die Worte bzw. Gedanken ungehindert fließen. Drücken Sie einfach aus, was Sie gerade erleben und wie Sie sich fühlen, in dem Wissen, dass Sie nicht kritisiert werden. Versuchen Sie nicht, krampfhaft weise, klug oder esoterisch zu sein, sondern ehrlich, ohne zu über- oder untertreiben. Sagen Sie still, flüsternd oder laut, wie es Ihnen geht. Erlauben Sie das volle Gefühl, das gesamte Leid, den gesamten Schmerz, der gerade da ist. Erlauben Sie sich, alles auszudrücken, was Sie bewegt, aber bleiben Sie auf sich selbst konzentriert. Und dann stellen Sie sich vor, wie die mitfühlenden Wesen ein Mantra/einen Heilgesang singen in einer Sprache, die Sie vielleicht nicht kennen, deren Worte lauten: »Wir verstehen dich und wir lieben dich.«

[13] *z. B. durch tibetische Gesänge wie auf der CD »Hope for Enlightenment« von Lama Gyurme, Montrouge 2004, enthalten*

- Spüren Sie, wie Erleichterung in Ihnen aufsteigt, erst ganz zart, dann immer stärker. Spüren Sie, wie es ist, verstanden, erfühlt, erfasst, angenommen zu werden. Kein Mensch auf dieser Welt muss Sie verstehen. Es kann sein, dass Sie im äußeren Leben mit Ihrem Symptom völlig unverstanden sind, aber diese wunderbaren mitfühlenden Wesen, denen nichts Menschliches fremd ist, lieben und verstehen Sie.
- Erleben Sie, wie das unendliche Mitgefühl dieser Wesen allen Schmerz, alles Gift aus Ihnen heraussaugt, wie es Sie entlastet und wie frische, gute Energie in Sie einströmt. Diese frische, gute Energie ist »Bodhichitta«, die Energie des Mitgefühls. Schauen Sie auf die 21 wunderbaren Wesen. Erkennen Sie, wie diese Wesen voller Mitgefühl sind, wie sie Ihre Sorgen, Ihr Leid ernst nehmen und gleichzeitig transzendieren. So wie ein Pfau sich von giftigen Schlangen ernährt und daraus wunderschöne Federn macht, so nutzen diese Wesen das Leid, das ihnen entgegengebracht wird, um Boddhichitta auszulösen, den Nektar des Mitgefühls, und es zu Ihnen fließen zu lassen.
- Dann bitten Sie Ihre Intuition, dass Sie Ihnen mitteilt, welches Geschenk hinter den Schwierigkeiten verborgen ist, was das Symptom »günstigstenfalls« Positives bewirken kann. Halten Sie inne – bitten Sie um eine Eingabe und warten Sie auf die Antwort. Ist es Mitgefühl, Liebe, Kraft, Weisheit? Worin liegt das Geschenk hinter dem Problem? Lauschen Sie tief in sich hinein, um die Antwort zu empfangen. Dann, wenn Sie die Antwort erhalten haben, empfangen Sie den Segen der mitfühlenden Wesen und wissen, dass nun auch Sie in der Lage sind, menschliches Leid in Mitgefühl zu verwandeln, bei sich und bei jedem Menschen, der Ihnen begegnet.
- Nachdem Sie diese Übung beendet haben, überprüfen Sie die Antworten, die Sie erhalten haben, mithilfe des »Wahrnehmens von Energieveränderungen« (siehe S. 20).

Viele Menschen haben die Tendenz, sich bei Krankheit und Leid zu verschließen, doch Ihre Heilung wird gefördert, wenn Sie sich öffnen. Sollte es Ihnen trotz dieser Übung schwerfallen, offen zu bleiben und Mitgefühl mit sich selbst und anderen zu haben, machen Sie sich bewusst: Mit dem Symptom, der Krankheit, dem Leid sind Sie nicht allein auf der Welt. Indem Sie diese Wahrheit in Ihrem Herzen aufnehmen, entgehen Sie der verhängnisvollen Neigung, sich bei Krankheit, Leid oder Misserfolg der Welt gegenüber zu verschließen.

Übung

- Fühlen Sie, dass der Wunsch, frei von Leid zu sein, allen Menschen gemein ist. Verbinden Sie sich mit diesem Wunsch. Wenn Sie es können, denken Sie: »Wenn ich schon krank bin/leide/ein Problem habe, mögen andere Menschen frei sein von Krankheit und Leid!«
- Tun Sie dies nun auch bezüglich eines Themas, das Sie berührt, und spüren Sie die Unterstützung, die Ihnen auf diesem Weg durch das Ganze zuteil wird.

Ein Mystiker sagte einmal: »Wenn Gott nur Wesen gewollt hätte, die ihn verehren, hätte er es bei der Schöpfung der Engel belassen können. Doch Gott erschuf die Menschen, damit sie das Mitgefühl erlernen.« Mitgefühl brauchen wir zunächst für uns selbst, angesichts von Erfolg und Versagen, Freude und Leid, Gesundheit und Krankheit. Mitgefühl ist Ihnen ein »ewiger Freund«.

Auf Ihrer Reise zu den mitfühlenden Wesen haben Sie bereits das Geheimnis des Mitgefühls erfahren. Wann immer Sie sich erlauben, sich selbst oder einem anderen Menschen zuzuhören, seinen Schmerz wahrzunehmen, ohne ihn abzuwehren oder altklug zu urteilen, sobald Sie das Leid wahrhaftig und unmittelbar fühlen, ohne Verhärtung, Abwehr, falsches Selbstmitleid und negatives Denken, einfach nur mitfühlen, tut es nicht mehr weh. Im Gegenteil: In Ihnen wird quasi als Belohnung für das Mitgefühl das Bodhichitta ausgeschüttet. Dieser Nektar spült allen Schmerz, alles Saure hinweg, mehr noch, er macht das Leben wieder lebenswert. Probieren Sie es aus. Es ist eine innere Bewegung, ein innerer Schalter, eine innere Öffnung. Sobald Sie zu dieser Öffnung bereit sind, beginnt das Bodhichitta zu strömen.

Übung

- Wann immer Ihnen jemand sein Leid klagt, versuchen Sie Folgendes: Statt den anderen abzuwehren, zu unterbrechen, zu belehren oder ihn zu beurteilen, öffnen Sie Ihr Herz für das Leid des anderen und machen Sie sich bewusst, dass der andere mit seinem Leid Sie auch an das erinnert, was in Ihnen noch ungelöst ist.
- Denken Sie immer wieder »Ich verstehe dich und ich liebe dich«, auch wenn Sie den anderen vielleicht nicht verstehen können. Spüren Sie, wie nach einigen Minuten das Bodhichitta zu fließen beginnt.

Übung

- Praktizieren Sie den Fluss des Mitgefühls regelmäßig mit Ihrem Partner/besten Freund. Der eine geht in sein Herz und sagt ungefiltert, was ihn bewegt, Angenehmes wie Unangenehmes. Der andere hört zu und denkt dabei »Ich verstehe dich und ich liebe dich«.
- Danach wechseln Sie die Rollen.

Mit der Reise zu den mitfühlenden Wesen haben wir den weiblichen Aspekt von Mitgefühl kennengelernt, das weite Herz, das alles umfasst, so wie es ist, unsere große Nährerin, unsere große innere Mutter. Mitgefühl hat jedoch auch noch einen männlichen Aspekt – hier geht es um die Kraft und den Mut zur Wandlung. Heilsein bedeutet auch, diese beiden Pole in sich zu vereinen und auszubalancieren. Darum geht es in den nächsten Kapiteln.

Die Botschaft in die Zellebene bringen

Wie in meinem Buch »Die Botschaft deines Körpers«[14] ausführlich dargestellt, ist jede Krankheit, jedes emotionale Unbehagen, jeder unliebsame Lebensumstand eine Botschaft, die uns zu einer Veränderung auffordert.

Ein Sprichwort sagt: »Wer immer wieder Unüberhörbares überhört und Unübersehbares übersieht, der darf sich nicht wundern, wenn ihm Hören und Sehen vergehen«. Der Buddhismus kennt das Gleichnis vom Reiter, dem folgsamen, dem normalen und dem unfolgsamen Pferd. Hierbei symbolisiert das Pferd unser Bewusstsein und der Reiter unser höheres Selbst bzw. die universelle Intelligenz.

- Das »folgsame« Pferd ist so sehr mit dem Reiter verbunden, dass es sich bereits ohne dass der Reiter eingreifen muss, richtig verhält. Übersetzt auf unser Leben handelt es sich hierbei um einen Menschen, der sich ständig auf seine Stimmigkeit justiert, bei Unstimmigkeitsgefühl sofort innehält und in ständigem Kontakt mit seiner Intuition bereits frühzeitig erkennt, was das Leben/die universelle Intelligenz durch ihn verwirklicht haben will – und der dadurch Korrekturen durch den Nachhilfelehrer Schicksal (z.B. Krankheit und Leid) weitgehend vermeidet.
- Das »normale« Pferd lässt sich durch den Reiter mit Schenkeldruck und Zügel lenken. Im praktischen Leben symbolisiert dies einen Menschen, der zwar aufgrund seiner Eigenwilligkeit immer wieder aus der Harmonie mit dem Ganzen fällt, sich aber schnell wieder fängt und durch Anpassung korrigiert. Krankheit und Leid kommen vor, werden aber sofort als Auslöser benutzt, um sich mit der höheren Intelligenz zu verbinden und entsprechende Korrekturen vorzunehmen.
- Das »unfolgsame« Pferd ist so eigenwillig, dass der Reiter Sporen und Peitsche, notfalls sogar die Kandare verwenden muss, um es auf Spur zu halten. In unserer Alltagsrealität symbolisiert dies einen Menschen, der in der »Arroganz des Leidens« verharrt und aufgrund seiner Eigenwilligkeit nicht bereit ist, sich mit der universellen Absicht zu verbinden. Dieser Mensch leidet lieber, als die Einsicht in sich einkehren zu lassen.

In meiner Arbeit mit Patienten/Klienten habe ich immer wieder erlebt, dass viele Patienten/Klienten zwar die Botschaft ihrer Krankheit/ihrer Lebensumstände kognitiv erfasst haben, dass

[14] *Tepperwein, Kurt: Die Botschaft deines Körpers, Heidelberg 2004*

diese aber überhaupt nicht ihr Zellbewusstsein erreicht hat. Es reicht nicht aus, zu wissen, dass Magenprobleme damit zu tun haben, dass man etwas nicht »verdauen« kann oder Gelenkschmerzen »bewegliche Verbindungen/Beziehungen« betreffen, damit Heilung entstehen kann.

Die Botschaft, die in der Krankheit, dem Unbehagen, dem unliebsamen Lebensumstand verborgen ist, muss das Zellbewusstsein erreichen und etwas in uns verändern. Nur wenn die Information so tief geht, dass sie dort wirkt, kann im Körper die »heilende Reaktion« entstehen, welche den unliebsamen Lebensumstand überflüssig macht, sodass dieser verschwinden kann.

Nachdem Sie das, was ist, akzeptiert, den Widerstand dagegen aufgegeben und Ihre Emotionen erlaubt haben, ist nun Ihre Aufmerksamkeit frei, um mithilfe Ihrer Intuition, dem Thema, das Wandlung erfahren möchte, zu lauschen. Das Bindeglied ist hier wie immer die Intuition, setzen Sie also entweder das »Gebet um Intuition« (siehe S. 18) oder das »Eintauchen in den Urgrund des Seins« (siehe S. 17) ein.

Übung

- Sprechen Sie Ihr »Gebet um Intuition« (siehe S. 18).
- Anschließend fragen Sie Gott bzw. die universelle Intelligenz, welche Botschaft in der Krankheit/dem Unbehagen verborgen ist. Seien Sie frei von jeglichen Vorstellungen von Gott/der universellen Intelligenz, da diese die Wahrnehmung behindern können, und legen Sie jegliche Urteile, Vorbehalte, Vorwürfe ab.
- Wenn Sie möchten, sprechen Sie zur Bekräftigung Ihrer Absicht die folgenden Worte: »Lieber Gott/liebe universelle Intelligenz, die du im Himmel und auf der Erde bist und alles weißt, was war und was sein wird, die du alles durchdringst, ich bitte dich offenen Herzens um eine Antwort: Was ist die Botschaft, die in der Krankheit/dem Unbehagen/der unliebsamen Lebenssituation verborgen ist? Was soll ich tun, lassen, ändern, worauf sollte ich achten?«
- Wiederholen Sie diese Worte mehrmals und gehen Sie zwischenzeitlich immer wieder in die Stille. Warten Sie mit offenem Herzen auf die Intuition.

Übung

- Versenken Sie sich in den »Urgrund des Seins«.
- Dann richten Sie Ihre Aufmerksamkeit auf das entsprechende Thema, z.B. das belastete Organ. Lauschen Sie direkt auf das Organ. Zur Unterstützung können Sie das Organ ansprechen, etwa mit folgenden Worten: »Liebes Organ, du hast mir ein Leben lang gedient und ich habe ganz vergessen, dir dafür zu danken. Wenn es etwas gibt, das ich im Umgang mit dir besser machen kann als bisher, bitte gib mir jetzt die Botschaft dafür!« Anschließend halten Sie inne und hören in sich hinein.

Überprüfen Sie die Antwort, die Sie erhalten haben, mit der Methode »Wahrnehmen von Energieveränderungen« (siehe S. 20). Viele Therapeuten bevorzugen es, direkt mit dem Körper bzw. dem betroffenen Teil des Klienten zu sprechen und nicht mit der Krankheit/dem Schmerz, doch prüfen Sie selbst, wie es für Sie am besten ist. Wichtig ist, dass Sie, wenn Sie »lauschen«, nicht im Widerstand sind mit dem, was ist, sondern sich der Botschaft zuwenden, als handele es sich dabei um einen verborgenen Schatz – was diese ja tatsächlich ist. Sie werden merken, dass dies in der Praxis einfacher ist, als es jetzt scheinen mag.

Da Sie nun die Antwort innerlich wahrgenommen und nicht nur kognitiv erfasst haben, hat diese das Zellbewusstsein weitaus mehr berührt, als hätten Sie sie nur gelesen. Damit die Veränderung jedoch tief in der Zellebene ankommt, sollten Sie es nicht bei einer einfachen Antwort belassen, sondern in einen tiefen, wechselseitigen Dialog treten.

Das nachfolgende Beispiel, ein Dialog zwischen Klient (K) und Therapeut (T), zeigt, wie wir heilende Botschaften im Dialog erhalten und dabei unser Zellbewusstsein verändern können.

Das Beispiel lässt sich natürlich auf einen Eigendialog mit einem Organ übertragen:

T: *Wie geht es Ihnen?*

K: Ich spüre einen Druck auf der Leber, fühle mich ständig müde und gereizt; fettes Essen kann ich nur schwer verdauen und jedes Mal, wenn mein Geschäftspartner anruft, bekomme ich einen Wutanfall, wenn ich nur die Stimme höre.

T: *Lassen Sie uns einmal die Stimme Ihrer Leber hören: Leber, wie geht es dir?*

K: (spürt in seine Leber, antwortet dann mit leicht veränderter, eher gereizter Stimme): Mich kotzt alles an! Das ist nicht mein Leben! Ich mag meine Lebensumstände nicht! Ich mag mein Leben nicht! Nichts spricht mich so wirklich an. Jeder und alles macht mir Druck. Ich muss dauernd die Vorstellungen von anderen befolgen, von meinem Geschäftspartner oder meiner Familie, ich selbst komme überhaupt nicht vor. Früher war alles besser, doch ich fühle mich so unfrei, am liebsten würde ich komplett aussteigen – es ist alles entsetzlich und ich bin einfach nur wütend über die Welt und die Lebensumstände, in denen ich leben muss ...

T: *Danke! Und jetzt sprechen Sie einmal als Ihre Intuition mit Ihrer Leber: Intuition, was möchtest du der Leber sagen?*

K (antwortet als Intuition): Ich höre dich und ich nehme dich ernst. Ich möchte mit dir einen Weg finden, damit du dich leben kannst. Was ganz konkret brauchst du, damit du glücklich bist?

T: *Und nun antworten Sie als Leber.*

K: Ich will überhaupt nichts mehr aufnehmen, das ist mir alles zu viel ... (ergeht sich in Beschimpfungen).

T: *Nehmen wir einmal an, es gäbe für die Leber eine Traumlösung. Was würde sie sich wünschen? Antworten Sie jetzt wieder als Leber!*

K: Ich brauche Entspannung; weniger ist mehr. Ich brauche Freiräume, in denen ich frei von Druck bin. Dazu gehört insbesondere der Rückzug von den ganzen Verpflichtungen, auch gelegentlicher Rückzug von meiner Familie und meinem Geschäftspartner – ich brauche das Recht auf ein »eigenes« Leben, frei von Beeinflussungen Dritter!

T: *Und wie könnte das aussehen?*

K: Ich nehme mir ab sofort jeden Tag eine Stunde nur für mich selbst, gehe wieder wöchentlich zu meinem Meditationskreis und übernachte einen Tag in der Woche in meinem Stadtappartement für mich allein, um einfach mal Abstand zu bekommen.

T: *Das klingt nach Erleichterung und einer guten Lösung.*

Nachfolgend das Gespräch eines depressiven Klienten in der Midlife-Krise (K) mit seinem Therapeuten (T):

T: *Was kann ich für Sie tun?*

K: Ich spüre eine nachlassende Vitalität, fühle mich depressiv, schlapp, antriebsschwach. Mein Leben ist lustlos und ich erlebe es als völlig sinnlos, weiß überhaupt nicht, was ich hier noch soll!

T: *Können Sie sich auch an andere Aspekte erinnern, welche das Leben wunderbar erscheinen ließen – angenehme Situationen?*

K: Ja, diese gibt es ebenso, immer wieder bin ich glücklich über meine gewachsene Reife und Umsicht, doch Unzufriedenheit mit meiner Vitalität und die Spannung zwischen diesen beiden Energien zerreißt mich fast.

T: *Beide Aspekte haben ihre Berechtigung. Für die Stimme, welche mit dem Leben zufrieden ist, können wir einfach dankbar sein und der anderen Stimme wollen wir uns jetzt zuwenden. Wie würden Sie diese Stimme bezeichnen, womit hängt diese Stimme zusammen?*

K: Es handelt sich dabei um meine Vitalität, meiner Vitalität geht es schlecht.

T: *Gut, dann wollen wir nachfolgend mit Ihrer Vitalität sprechen. Vitalität, wie geht es Ihnen?*

K: Ich bin traurig, denn ich kann mich in meinen Lebensumständen nicht ausdrücken. Ich brauche mehr Entspannung, Anregungen, Leichtigkeit und Lebensfreude, doch die Lebensumstände, in die ich eingespannt bin, meine Familie, die ich versorgen muss, und mein Beruf lassen dies nicht zu.

T: *Danke, dass Sie dies so mitteilen. Ich spreche jetzt zu Ihrer Intuition. Bitten hören Sie jetzt einmal in sich hinein und lassen Sie Ihre Intuition antworten: »Intuition, du hast jetzt gehört, was die Vitalität ausgedrückt hat: Sie ist traurig – welche Antwort kannst du uns jetzt geben, damit wir gesund bleiben?«*

K (hört tief in sich hinein): Als Intuition erlebe ich hier die Aufforderung, mich frei zu machen von dem Druck der Verantwortung und all dem, was ich »tun sollte«. Ich soll meine Vitalität und Anregungen unabhängig von den äuße-

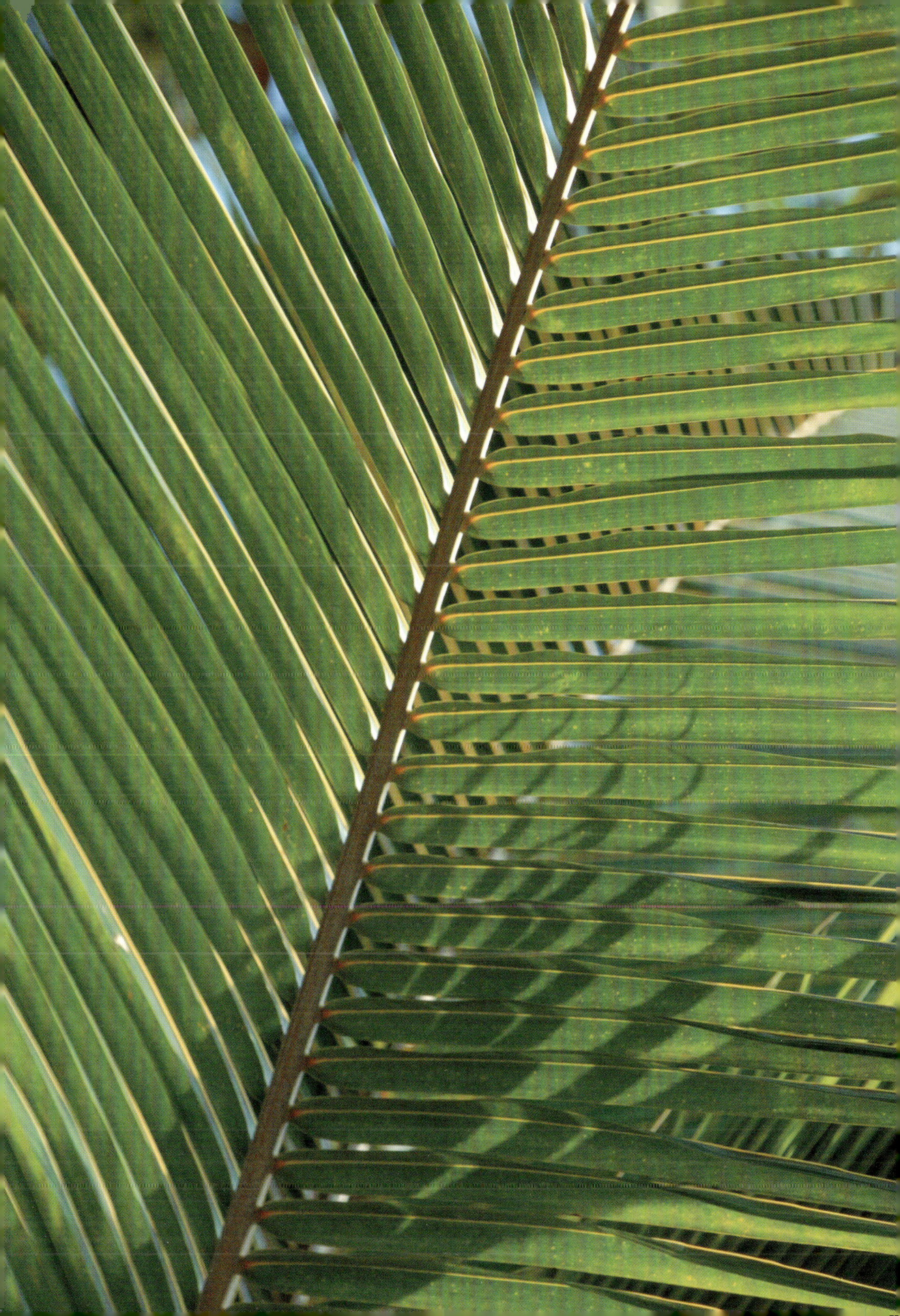

ren Umständen leben – dann wirke ich befreiend auf mich und andere!

T: *Sie erkennen, dass es lediglich ein Wechsel in der Identifikation ist, der die gesunde Haltung und damit auch die Vitalisierung hervorbringt. Es ist wichtig, dass Sie in dieser Bewusstheit immer wieder darauf achten, sich nicht als Opfer zu fühlen, sondern als Gestalter Ihres Lebens, und dabei gut für sich sorgen. Wie könnte dies beispielsweise für Sie aussehen?*

K: Ich könnte einem Fitnessclub beitreten, mal allein ins Kino gehen, meine Ernährung umstellen und vor allem meine Glaubenssätze und Projektionen über »Arbeit«, »Familie«, »sich aufopfern« untersuchen und positiv verändern.

T: *Dies scheint mir ein guter Anfang zu sein!*

Diese Art des Dialogs, die Ihnen hilft, »nach innen« zu hören, können Sie sowohl für körperliche als auch für seelische Beschwerden benutzen. Wenn Sie bereits beim kleinsten Anflug von Unbehagen in sich hineinhören, um eine Antwort zu erhalten, werden Sie vielen Krankheiten vorbeugen können. Wenn aber bereits eine ernsthafte Krankheit oder ein sehr unerfreulicher Lebensumstand vorliegt, dann ist es höchste Zeit, innezuhalten und zu lauschen.

Falls Sie dieses In-sich-Hineinhören lieber in Form einer geführten Meditation vollziehen möchten, sprechen Sie am besten den nachfolgenden Text auf CD oder lassen Sie ihn sich vorlesen:

»Ich mache es mir nun ganz bequem und begebe mich in eine Position, die sich gut anfühlt. Ich schließe meine Augen – ich schwebe und sinke in mich hinein, wie eine Feder in einem hohen Dom. Und in dieser Entspannung öffne ich ganz weit mein Herz. Ich öffne mein Herz, um eine wichtige Botschaft zu empfangen. Ich höre in mich hinein. Und bei diesem Hineinhören wende ich mich jetzt dem Teil in mir zu, der gerade Schwierigkeiten signalisiert, einem Körperteil, einem Problem, einem Unbehagen. Ich wende mich diesem Teil liebevoll zu und spreche zu ihm die magischen Worte: ›Ich möchte dich näher kennenlernen. Ich verstehe dich und ich liebe dich. Und deshalb bitte ich dich: Teile mir mit, wie es dir gerade geht und was du mir sagen möchtest!‹ Und nachdem ich diese Worte gesprochen habe, halte ich inne und lausche – jetzt! Was empfange ich als Antwort? Ich öffne mich, um der Antwort zu lauschen, und empfinde Mitgefühl mit dem Teil in mir, der jetzt spricht. Ich lasse diesen Teil ausreden, alles sagen, was ihm wichtig ist. Ich bedanke mich bei ihm. Nun wende ich mich meinem stimmigen Selbst/meiner Intuition zu und spreche zu ihm/ihr die folgenden Worte: ›Wie geht es dir, wenn du all dies hörst, was sagst du dazu?‹ Ich erlaube meinem stimmigen Selbst/meiner Intuition mein Mitgefühl und meine Betroffenheit auszudrücken. Als mein stimmiges Selbst/meine Intuition wiederhole ich nun, gerichtet an den Teil in mir, der das Problem hat, die folgenden Worte: ›Es tut mir leid und ich liebe dich! Bitte, wenn es irgendetwas gibt, das ich für dich tun kann, damit es dir besser geht, sage es mir!‹ Und wieder halte ich inne und lausche, was dieser andere Teil antwortet. Ich lausche den Bedürfnissen und erkenne, was zu tun ist. Ich verspreche diesem anderen Teil, für ihn zu sorgen, und kehre langsam wieder zurück ins Hier und Jetzt!«

Unzufriedenheit in Sehnsucht verwandeln

Unzufriedenheit ist ein wichtiger Motor der Evolution. Möglicherweise würden wir noch auf den Bäumen hocken, gäbe es nicht die Unzufriedenheit. Auf der anderen Seite kann Unzufriedenheit krank machen oder eine Heilung blockieren. Dies gilt insbesondere dann, wenn wir uns mit der Unzufriedenheit so sehr identifizieren, dass sie uns den inneren Frieden raubt.

Innerer Frieden ist nicht gleichbedeutend mit Resignation. Dies wird von vielen Menschen verwechselt. In der Resignation gibt man sich auf, im inneren Frieden gibt man sich hin.

Wenn wir unzufrieden sind, ist es wichtig, diese Unzufriedenheit zu spüren und anzuerkennen. Dies gilt insbesondere, wenn wir mit einem Symptom unzufrieden sind. Wir haben bereits gelernt, wie wir den mitfühlenden Wesen unser Leid klagen, wir sind in der Lage, die Botschaft zu verstehen – nun ist es wichtig, die immer wieder aufkeimende Unzufriedenheit in eine positive Sehnsucht zu verwandeln. Dies bedeutet, dass wir akzeptieren, dass etwas da ist, ein Schmerz, eine Zerrung, eine Krankheit, und zugleich unsere Unzufriedenheit liebevoll wahrnehmen und verwandeln. In was verwandeln wir sie? In das, worauf sie hinweist, nämlich unsere Sehnsucht. Jede Unzufriedenheit über etwas Schmerzhaftes beinhaltet eine Sehnsucht nach etwas Schönem. Und statt uns weiterhin über das Symptom zu beklagen, nutzen wir dieses Feuer des Unbehagens und fragen uns: »Welche

Sehnsucht ist in dieser Unzufriedenheit verborgen? Dadurch verwandeln wir die Unzufriedenheit in eine Sehnsucht, nutzen Sie für ein Gebet.

Nachfolgend einige Bilder für diese Form der Verwandlung von etwas Negativem in etwas Positives:

- Der Pfau ernährt sich, so sagt uns der Mythos des Ostens, von giftigen Schlangen und produziert daraus schöne Federn.
- Lernen wir von der Kokospalme: Wirft jemand einen Gegenstand gegen sie, spendet sie eine wundervolle Frucht.
- Gibt Ihnen das Schicksal eine »Zitrone«, machen Sie sich am besten eine Limonade daraus.
- Legt das Leben Ihnen Steine in den Weg, bauen Sie sich daraus ein Haus.

Vielleicht kennen Sie ähnliche Sinnbilder. Wenn Sie möchten, halten Sie sich immer wieder diese Sinnbilder vor Augen und fragen Sie sich, wenn einmal eine schwierige Situation auf Sie zukommt:

- Was ist das Gift, das ich erhalte, und welche Pfauenfeder könnte ich daraus basteln?
- Was ist der Gegenstand, der gerade gegen mich geworfen wird, und welche Frucht könnte ich dafür spenden?
- Was ist die Zitrone meines Lebens und wie könnte die Limonade aussehen?
- Was ist der Stein, der mir gerade in den Weg gelegt wird, und was könnte das Haus dafür sein?

Nachfolgend einige Beispiele für Symptome

Gift: Gehbehinderung durch Knieprobleme	*Pfauenfeder:* Sehnsucht nach Beweglichkeit
Wurfgegenstand: Gallensteine, fortlaufende Aggressionen	*Frucht:* Sehnsucht danach, das Leben energisch positiv verwandeln zu können
Zitrone: Leiden unter Impotenz	*Limonade:* Sehnsucht danach, Liebesfähigkeit und »Standvermögen« zu entwickeln
Stein: Unfall mit Körperverletzung	*Haus:* Sehnsucht nach Unversehrtheit

Die Umwandlung von Unzufriedenheit in Sehnsucht gilt natürlich nicht nur für Symptome, sondern auch für Lebenssituationen. Indem wir frühzeitig darauf achten, wo wir unzufrieden sind, und uns bemühen, die hinter dieser Unzufriedenheit verborgene Sehnsucht zu entdecken, haben wir einen guten Motor für unseren Fortschritt und beugen darüber hinaus vor, dass sich unsere Unzufriedenheiten nicht in Form von Krankheit niederschlagen.

Nicht die Dinge, die uns geschehen, machen uns krank oder gesund, sondern die Einstellungen, mit denen wir den Lebensereignissen begegnen. Dies bedeutet: Wann immer etwas Sie »kränkt«, »Ihnen über die Leber läuft«, »Sie Gift und Galle spucken lässt«, sind Sie vom Leben aufgerufen, zu erforschen, welche Sehnsucht hinter dem, was Sie bedrückt, verborgen ist. Oftmals geht es gar nicht darum, sich von allem Bedrückenden zu trennen, sondern eine gesunde Einstellung zu den Dingen, Menschen und Situationen zu finden und zu leben.

Wenn wir immer nur zufrieden wären und den Weg der Bequemlichkeit gingen, ohne eine Unzufriedenheit zu spüren, wäre die Gefahr groß zu erschlaffen.

Übung

- Gehen Sie in Ihre eigene Mitte. Nehmen Sie Kontakt mit Ihrer Intuition auf durch das »Eintauchen in den Urgrund des Seins« (siehe S. 17) bzw. durch das »Gebet um Intuition« (siehe S. 18).
- Dann machen Sie sich eine Situation oder ein Symptom bewusst, mit dem Sie unzufrieden sind. Fragen Sie sich, welche positive Sehnsucht dahinter verborgen ist.
- Und dann sprechen Sie mit der höheren Intelligenz, bitten Sie sie, dass Ihre Sehnsucht gestillt wird. Wenn Sie möchten, formulieren Sie dies wie folgt: »Liebe Intuition, liebes höheres Selbst, ich spüre ein Unbehagen/eine Unzufriedenheit mit ... (hier das Symptom ansprechen). Dahinter steckt eine tiefe Sehnsucht nach ... (hier den positiven Aspekt ansprechen). Ich bitte aus tiefstem Herzen, dass diese Sehnsucht gestillt wird!«

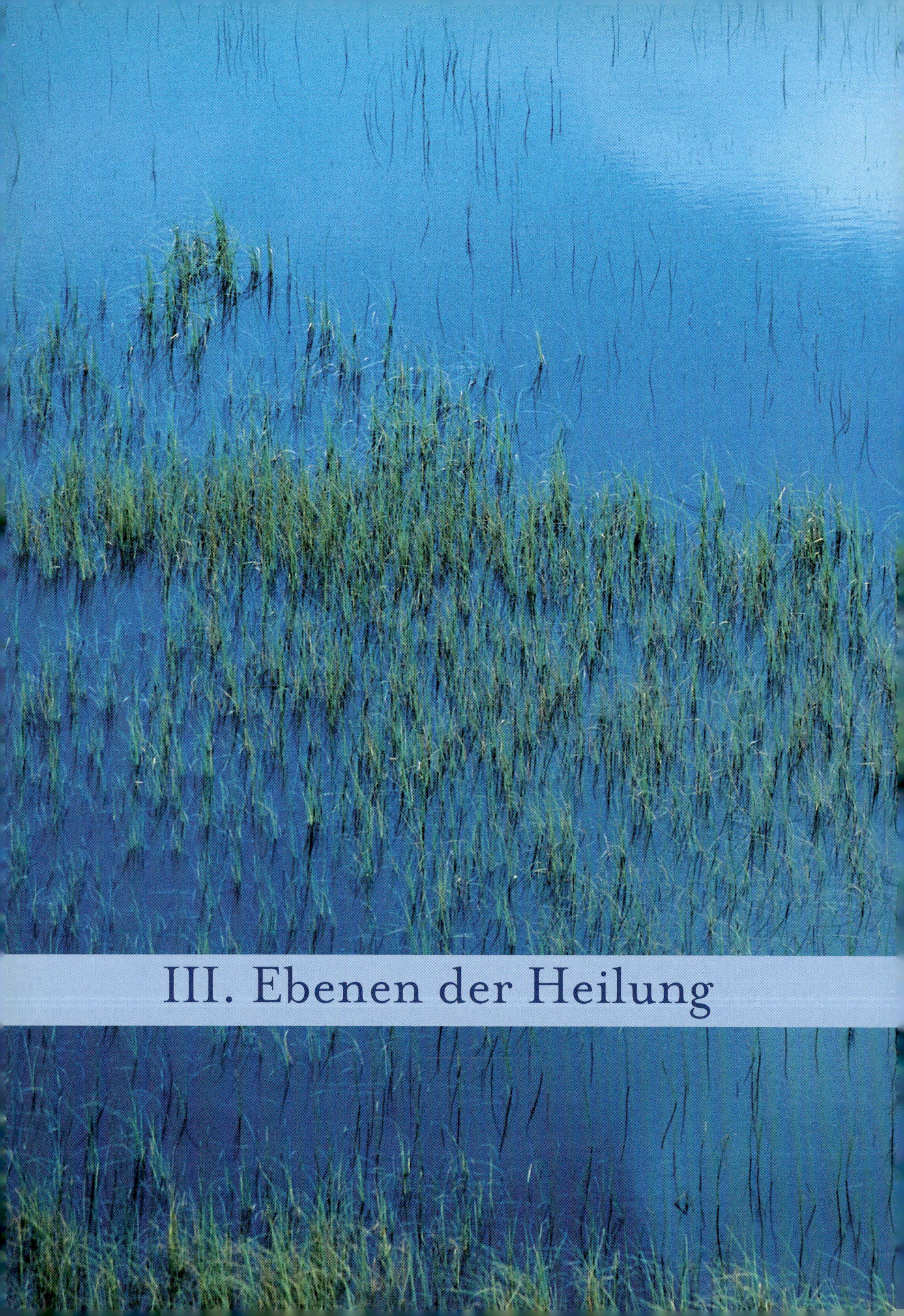

III. Ebenen der Heilung

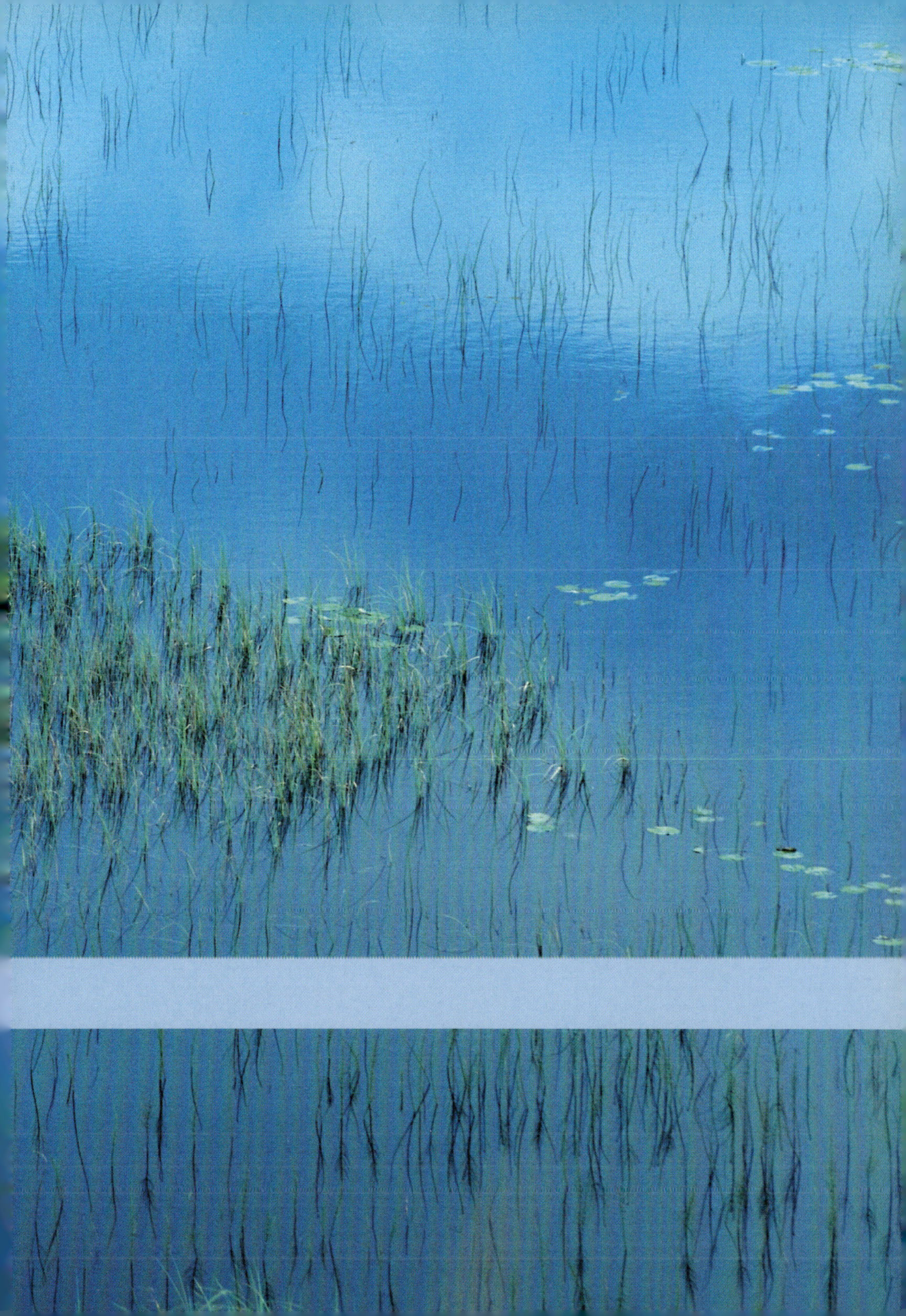

Heilung umfasst viele Ebenen

Wie wir bereits gesehen haben, betrifft das Thema Heilung nahezu jeden Lebensbereich. Viele Menschen verstehen unter Gesundheit lediglich den körperlichen Bereich, die Aufrechterhaltung der körperlichen Funktionen, möglichst bis zum Lebensende. Doch je mehr Bewusstsein wir entwickeln, desto mehr erkennen wir, dass wir nicht nur körperliche, sondern auch energetische, emotionale, mentale, kausale, seelische und letztendlich spirituelle Gesundheit bzw. Heilung anstreben. Da wir als Menschheit kollektiv eine Weiterentwicklung durchmachen, gewinnen die nicht-physischen Bereiche der Gesundheit eine zunehmende allgemeine Bedeutung – wobei körperliche Gesundheit natürlich nach wie vor wichtig ist, denn: Nur wenn unser Körper seine Lebensfunktionen ausüben kann, können wir in der Welt, in der wir leben, agieren.

Wir existieren auf vielen Ebenen gleichzeitig. Die einzelnen Ebenen unseres Daseins verhalten sich dabei wie verschiedene Aggregatzustände einer Substanz, beispielsweise von Wasser: Wasser kann dampfförmig sein, flüssig oder (als Eis) sogar fest. Und so wie sich die einzelnen Aggregatzustände von Wasser auswirken (Wasser steigt als Dampf auf, verfestigt sich bei Kälte zu Schnee oder Hagel, regnet herab und durchdringt letztendlich auch festen Boden), so spielen auch die verschiedenen Ebenen unseres Daseins zusammen.

Beispiele:

- Wenn unser Körper nicht gesund ist, fühlen wir uns auch emotional nicht so gut.
- Wenn wir uns emotional unwohl fühlen, uns beispielsweise ärgern, wirkt sich dies negativ auf unseren Körper aus (z.B. Gefahr von Gallensteinen, Nierenproblemen).
- Wenn wir uns körperlich und emotio-

nal gut fühlen, haben wir meistens auch positive, aufbauende Gedanken, die unser Wohlbefinden bestärken.
- Negative, destruktive Gedanken können unsere Gefühle und unser Körperempfinden negativ beeinflussen (z. B. Depression, wenn wir daran denken, dass unsere berufliche Zukunft gefährdet sein könnte).
- Aufbauende, seelenvolle Musik beeinflusst Körper, Geist und Seele positiv.
- Meditation und Gebet beeinflussen Körper, Emotionen und Gedanken positiv.

Dementsprechend gibt es auch viele verschiedene Ebenen, auf denen Sie für Ihre Heilung etwas tun können:
- Die Ebene der Reparatur: chirurgische Eingriffe, Wundbehandlung, Chiropraktik etc.
- Die Ebene der Körperchemie: chemische Medikamente, die helfen, »den Schmerz wegzusprudeln«, Bakterien bekämpfen usw., aber auch Naturmedizin.
- Die Ebene der äußeren Lebensveränderung: Umstellung der Ernährungs- und Lebensgewohnheiten, Fastenkuren, Schlafplatzveränderung, Urlaub, Änderung der Freizeitgestaltung usw.
- Die Ebene der Information: Hier geht es nicht darum, dem Körper bestimmte Stoffe zuzuführen, sondern dem Organismus Informationen zu geben, welche ihn gesunden lassen. Hierunter fallen u.a. die positive Selbsteinrede, autogenes Training, die Homöopathie, die Neue Homöopathie usw.
- Die Ebene der Energie: Orgon, Prana, Reiki, Heilströmen, Geistheilung usw.
- Die Ebene der Sinnzusammenhänge: die Botschaft des Körpers verstehen, Glaubenssatzarbeit (Glaubenssätze positiv verändern), Verzeihen, Auflösung von Urteilen/Bewertungen, Entwicklung von Dankbarkeit.
- Die Ebene des Bewusstseins: erkennen, wer man wirklich ist, Kausaltraining, Ursache sein, aus dem »Ich bin« leben.
- Die Ebene der Spiritualität: Meditation, Gebet, Einswerdung mit »allem, was ist«.

Keine Ebene ist wichtiger als die andere. Idealerweise sollten wir am besten auf allen Ebenen das Richtige tun und uns nicht nur auf eine Ebene beschränken.
Beispiel: Wenn jemand gestürzt ist und daraufhin blutet, dann muss zuerst einmal die Wunde versorgt werden. Wir müssen die Wunde reinigen, brauchen ein Pflaster usw. Wenn wir die Wunde

ungereinigt lassen würden, wäre dies verantwortungslos, unser Gebet um Heilung sinnlos. Doch wenn wir die Wunde versorgt haben, dann ist es sinnvoll zu prüfen, ob wir Medikamente brauchen oder alternativ Naturmedizin. Falls die Wunde schmerzt, werden wir unserem Körper Ruhe gönnen, d.h. unsere Lebensumstände entsprechend verändern. Ergänzend werden wir möglicherweise dem Körper Arnika in einer homöopathischen Potenz geben oder durch Neue Homöopathie den Heilungsprozess fördern. Wir werden in den Körper hineinfühlen, die Situation akzeptieren, die Unzufriedenheit in Sehnsucht wandeln und Heilenergie zu der verwundeten Stelle senden. Sobald wir ein wenig Abstand genommen haben, werden wir versuchen zu erkennen, welcher Sinnzusammenhang hinter dem Sturz steht: »Was habe ich gedacht, kurz bevor ich gestürzt bin? Wo bin ich aus meinem Bewusstsein ›gefallen‹? Was zwingt mich gerade zu Boden?« Wir werden unsere Einstellung verändern. Und vor allem werden wir durch Intuition, Gebet und Meditation den Selbstheilungsprozess fördern und den Teil von uns, der »gefallen« ist, wieder mit dem Ganzen bzw. der universellen Energie verbinden. Dabei werden wir auch alle erdenklichen äußeren Hilfsmittel nutzen: Wir wenden uns an einen Chirurgen, Allgemeinarzt, Heilpraktiker, Geistheiler oder ergänzend an einen Lebensberater, Bewusstseins- oder Meditationslehrer, vielleicht auch an einen Schamanen oder Gesundbeter.

Manchmal kann die eine oder andere Ebene der Heilung ausgelassen werden, nie jedoch sollte die höchste Ebene, die spirituelle Ebene, außen vor gelassen werden, denn diese steuert letztendlich alle anderen, sie ist die Spitze unserer Bewusstseinspyramide.

»Ich denke, es gibt eine innere Kraft, die möchte, dass wir heil sind. Wir können sie Göttlichkeit, Schöpferkraft, wie auch immer nennen. Es gibt also etwas, das uns heil werden lässt und das uns darum bittet, gegebenenfalls auch anschiebt, unseren Weg zu gehen. ... Es gibt offenbar eine ›Heilungsinstanz‹. Den Patienten mit dieser heilen Instanz in Kontakt zu bringen, ist die Aufgabe des Heilers.«[15] Wenn wir uns mit dieser Kraft verbinden und erkennen, was diese Kraft von uns erwartet, dann können wir von innen her gesunden.

Viele Menschen suchen nach einem Allheilmittel und einige glauben sogar, es gefunden zu haben, doch Heilung hat viele Facetten. In der Unterschiedlichkeit der Heilungsanliegen und auch der Menschen liegt es begründet, dass wir

[15] *Vera Griebert-Schröder in einem Vortrag vom 16.12.07 in München*

verschiedene Ansätze brauchen. Nachfolgend wollen wir uns näher mit den einzelnen Ebenen auseinandersetzen und Anregungen dafür finden, wie diese angegangen werden können.

Die körperliche Ebene – sich selbst regenerieren

Den wenigsten Menschen ist bewusst, dass es verschiedene Grade bzw. Stufen von Krankheit und von Gesundheit gibt. Wir können uns das Ganze als Skala vorstellen. Wenn wir liebevoll mit unserem Körper umgehen und ihn ständig fragen, was er von uns braucht, dann werden wir uns stets im oberen Bereich der Skala bewegen. Wir werden uns sorgfältig ernähren, darauf achten, dass wir genug Bewegung, frische Luft und Entspannung haben. Wir werden Aktivitäten, die unsere Gesundheit belasten, vermeiden und dafür sorgen, dass wir ausreichend Schlaf bekommen, unser Schlafplatz gut ist etc.

Körperliche Gesundheit zeigt sich als eine Haltung, die permanent ausgeübt werden möchte, nicht als einmaliger Akt. Wir entwickeln einen Instinkt dafür, was uns degenerieren lässt und was zu unserer Regeneration führt. Diese Faktoren sind von Mensch zu Mensch unterschiedlich. Für den einen ist Bergsteigen eine Möglichkeit, sich wieder mit Energien aufzuladen, für den anderen ist es harte Arbeit, nach der er eigentlich einen Tag Ruhepause braucht. Der eine erholt sich am besten in einem Fitnesscenter, der andere im eigenen Garten. Körperliche Gesundheit als Lebenshaltung zu pflegen bedeutet aus diesem Grund in einer ständigen Feedback-Situation mit dem eigenen Körper-Energie-System zu stehen.

Tibetan Pulsing Healing

Es gibt zahlreiche Möglichkeiten, durch körperliche Intervention zur Gesundheit des eigenen Organismus beizutragen. Eine davon ist das »Tibetan Pulsing Healing«, eine meditative Körperarbeit, bei der wir den Pulsschlag des Herzens spüren und bestimmte Punkte am Körper des Patienten berühren oder drücken. Dabei entsteht ein Energiefluss, der tief sitzende Blockaden im Körper des Patienten löst. Während sich diese Blockaden lösen, erfährt der Patient eine weitreichende Entspannung, ein Schweben, einen tiefen meditativen Zustand. »Tibetan Pulsing Healing« arbeitet auf der körperlichen Ebene direkt an den Folgen von Traumata, die energe-

tisch noch im Körper des Patienten verankert sind. Die Methode löst die Traumata aus diesem und vergangenen Leben, die im Zellgedächtnis des Patienten gespeichert sind.
»Gerade mit dieser Methode kann man sehr gut auf einer Ebene arbeiten, die dem Patienten nicht bewusst ist, aber trotzdem kann der Patient dabei eine Heilung erfahren. ›Tibetan Pulsing Healing‹ verändert das Verhalten dieses Menschen und natürlich gleichzeitig den Körper. Schmerzen im Körper werden gelöst.«[16]
In dem Moment, in dem durch das »Pulsen« die Spannung in einem Organ gelöst wird, kann dieser Mensch sich frei ausdrücken und feststellen, wie er auf einmal in der gleichen Situation ein anderer ist. So eine Veränderung ist eigentlich endgültig, doch wir sind wie Zwiebeln, d. h., wir müssen mehrere Schichten von Traumata lösen. »Das Leben ist dazu da, dass wir mehr und mehr zu einem fein geschliffenen Kristall werden. Dieses Polieren des Kristalls erfordert sehr viel Mut und Bereitschaft, sich die Themen anzuschauen, mit denen wir womöglich schon auf diese Erde gekommen sind. ›Pulsen‹ ist eine sehr gute Möglichkeit, für dieses Polieren etwas zu tun.«[17] Inzwischen gibt es verschiedene Orte in Deutschland, in denen man das Tibetan Pulsing Healing lernen kann. Ideal ist ein Kurs als Paar, weil man sich dann gegenseitig helfen kann.

Summen für die Gesundheit

Eine weitere Sofortmaßnahme zur Stabilisierung Ihrer Gesundheit ist das Summen. Das Summen ist eine sehr einfache Methode, in Ihrem Körper ein Pulsieren zu erzeugen und damit zu heilen: »Summen berührt uns in allen Schichten, in den großen offensichtlichen Strukturen wie Muskeln und Knochen genauso wie in den Strukturen, die so klein sind, dass wir sie nur durch ein Mikroskop sehen können. Durch das Summen berühren, streicheln und massieren wir die Strukturen von innen.«[18]

[16] *Layena Bassols Rheinfelder, Inhaberin des Instituts für Neue Homöopathie PraNeoHom, in einem Vortrag vom 12.1.08 in Inning, weitere Informationen erhalten Sie u. a. unter www.praneohom.de*
[17] *Siehe oben*
[18] *Henderson, Julie: Das Buch vom Summen, Bielefeld 2007, S. 23*

Übung

- Verbinden Sie sich mit Ihrer Intuition durch das »Eintauchen in den Urgrund des Seins« (siehe S. 17) oder das »Gebet um Intuition« (siehe S. 18).
- Summen Sie in Ihren Körper hinein und folgen Sie der Vibration Ihres Summens. Wandern Sie mit dem Summen durch den ganzen Körper, von oben nach unten, von unten nach oben. Spüren Sie, wo der Summton auf Engpässe trifft und wo er frei ist und wie er sich während seiner Reise durch den Körper verändert. Erleben Sie Ihr Summen als ein Energiephänomen und lassen Sie sich von Ihrer Intuition dahingehend lenken, wohin Sie als Nächstes summen sollten. Gehen Sie spielerisch an dieses Summen heran. Summen Sie einfach mal fünf Minuten.
- Anschließend halten Sie inne. Spüren Sie fünf bis zehn Minuten nach, wie das Summen in Ihrem Körper wirkt.

Sie werden erleben, wie regenerierend dieses Summen ist – zudem wirkt es sich sehr beruhigend aus, falls Sie einmal nachts nicht schlafen können. Am besten genießen Sie dieses Summen immer wieder spielerisch, auch mal in der Mittagspause oder wenn Sie ein Arbeitstief erwischt. Wer eine Struktur für seine »Summ-Meditation« mag, dem seien die Klänge einer Tibetischen Klangschale, eines Monochords, einer Tambura oder auch entsprechende Meditations-CDs[19] empfohlen. Mittlerweile gibt es sogar ein »Buch vom Summen«[20] mit zahlreichen Summ-Übungen. Für Paare ist das Summen eine wunderbare und zudem sehr gesunde Möglichkeit, den Feierabend einzuleiten; summen kann sogar dem Liebesakt eine spirituelle Komponente geben.[21]

Nichts ist so wichtig wie Ihre Gesundheit, achten Sie deshalb auf sich und Ihren Körper. Geben Sie ihm, was er braucht. Erlauben Sie nicht, dass irgendwelche Energien oder Ereignisse Ihr Energiesystem belasten. Benutzen Sie Unbehagen und unerfreuliche Gedanken als Signal, dass Sie dringend etwas tun müssen, damit Ihr Körper gesund bleibt.

[19] *z. B.: Deuter: Nadabrahma-Meditation, Egloffstein 1997 oder Karunesh: Osho Chakra Sounds, Santa Fe, USA 1997*
[20] *Henderson, Julie: Das Buch vom Summen, Bielefeld 2007*
[21] *Die entsprechende CD stammt von Anand, Margot: Skydancing Tantra: A call to bliss, Berlin 2002*

Die energetische Ebene – die innere Wahrheit leben

Jede menschliche Seele, die auf diesem Planeten inkarniert, trägt in sich ein individuelles Programm an Lernstoff und Erkenntnissen, die sie im Laufe des Lebens gewinnen möchte. Wir lernen dabei vor allem über Zugewinn bzw. Verlust von Energien. Das universelle Gesetz bestimmt, ob Sie Energie erhalten oder verlieren. Leben Sie in Einklang mit Ihrem individuellen Lebensprogramm, erhalten Sie einen Zufluss an universeller Energie, verweigern Sie sich, dann erfahren Sie einen Energieverlust. Das heißt, dass Sie für das Ausmaß und die Qualität der Energie, die Sie in Ihrem Leben erhalten, selbst Verantwortung tragen und Ihr Energieniveau durch eine optimale Einstellung und richtige Entscheidungen verbessern können.

Oftmals ist es der unbewusste Konflikt zwischen dem, was Ihrem stimmigen Handeln entspricht, und Ihren Vorstellungen und Vorlieben, der einen inneren Krieg und damit Krankheit erzeugt. Die Folgen sind u.a. Stress und Fehlinformationen in unserem Zellbewusstsein. Um heilen zu können, müssen wir wieder unsere eigene innere Wahrheit spüren und leben.

Immer wieder gilt es Entscheidungen zu treffen. Entscheiden Sie sich für das Stimmige, für das, was Ihrem »stimmigen Selbst« entspricht, erhalten Sie Energie aus dem Universum. »Stetige Bemühungen um seelische Verbesserungen zeichnen sich aus durch den Zustrom von Energie, die sich in Lebensfreude, Geborgenheit, Glück oder Glückseligkeit ausdrückt. Falsche Entscheidungen ziehen einen Energieentzug nach sich, der in Form von Depression, Mattigkeit, Unfällen, Berufsproblemen oder seelischen und körperlichen Krankheiten spürbar wird.«[22]

Wenn Sie auf einem hohen Energieniveau leben, geht es Ihrer Gesundheit gut. Grundsätzlich können Sie davon ausgehen: hohe Energie = hohe Gesundheit, niedrige Energie = niedrige Gesundheit. Energiemangel schwächt Ihr Immunsystem und begünstigt Krankheit.

[22] *Müller-Kainz, Elfrida/Steingaszner, Beatrice: Was Krankheiten uns sagen, München 2001, S. 29*

Übung

- Halten Sie sich einen Lebensumstand vor Augen, der Ihnen Energie raubt.
- Öffnen Sie sich dann für Ihre Intuition durch das »Eintauchen in den Urgrund des Seins« (siehe S. 17) bzw. das »Gebet um Intuition« und fragen Sie, was Sie tun können/sollten, damit Sie in diesem Lebensbereich wieder mit gesunder heilender Energie erfüllt sind. Fragen Sie insbesondere, wie Sie Ihre innere Wahrheit stärker erkennen, ausdrücken und leben können. Falls Sie glauben, dass dies momentan nicht geht, bitten Sie um Hilfe.
- Überprüfen Sie die erhaltene Antwort durch das »Wahrnehmen von Energieveränderungen« (siehe S. 20).

Energiefresser sind in erster Linie nicht die Umstände oder andere Menschen. Die eigentlichen Energiefresser liegen in unstimmigen Vorstellungen, Mustern, die unserer Verbindung mit der universellen Energie entgegenstehen und durch die wir, mangels höherer Verbindung, anderen Menschen, aber auch Internet, Fernsehen, Arbeitsstress etc. erlauben, uns auszuzehren. Energiefresser sind auch unsere Lügen gegenüber uns selbst, mit denen wir uns am Leben und an unangenehmen Situationen vorbeimogeln wollen, ohne zu prüfen, ob wir überhaupt stimmig leben – oder nur irgendein gelerntes Programm absolvieren. Meistens bemerken wir nicht einmal, wie viel Energie wir durch unsere Unauthentizität verlieren. Natürlich sind auch unsere Bewertungen gewaltige Energiefresser. Jeder Mensch, den Sie leichtfertig als »böse« oder in irgendeiner Weise negativ bewerten, raubt Ihnen unbewusst Energie.

Das Buch »Die Prophezeiungen von Celestine«[23] geht davon aus, dass auf diesem Planeten ein gewaltiger Kampf um die Energie stattfinden wird. Menschen, die nicht mit der universellen Energie verbunden sind, werden versuchen, anderen Energie zu rauben, um zu überleben. Im Universum ist kein Mangel an Energie vorhanden. Woher kommt dann der Kampf um die Energie? Er beruht auf der fehlgeleiteten Idee, dass unsere Energie von anderen kommt.

[23] *Redfield, James: Die Prophezeiungen von Celestine, Berlin 2007*

Übung

- Rufen Sie sich eine Situation ins Bewusstsein, in der Sie das Gefühl hatten, Ihnen würde Energie »abgezogen«.
- Nehmen Sie durch das »Eintauchen in den Urgrund des Seins« (siehe S. 17) bzw. das »Gebet um Intuition« (siehe S. 18) mit Ihrer Intuition Kontakt auf. Hören Sie nach innen und fragen Sie sich: »Welcher Glaubenssatz, welche Vorstellung, welche geistige Fehlhaltung ist dafür verantwortlich, dass ich in dieser Situation meine Energien verloren habe?« Stellen Sie die Frage und schweigen Sie – warten Sie auf die Antwort der Intuition.
- Überprüfen Sie anschließend die erhaltene Antwort durch das »Wahrnehmen von Energieveränderungen« (siehe S. 20).

Ein weiterer Energieverlust liegt darin begründet, dass wir fremde Autoritäten akzeptieren. Bereits im 1. Buch Mose heißt es: »Du sollst keine anderen Götter haben neben mir!« Wenn wir andere Menschen höher schätzen als uns selbst, ja sogar als Gott, ist es kein Wunder, wenn wir krank werden und leiden. Wenn wir die Angst vor einem anderen Menschen, dem Partner, einem Vorgesetzten, einem Nachbarn, der Zukunft, der Armut, der Krankheit zu unserem »Gott« machen, dann dürfen wir uns nicht wundern, wenn wir ausbluten. Wenn wir die Gier nach etwas, das wir von einem anderen Menschen haben wollen, zu unserem »Gott« machen, dann dürfen wir uns nicht wundern, wenn wir einen Energiemangel erleiden. Der Rausch der Gier verleitet sogar dazu, unseren Selbstverlust nicht zu spüren, bis wir komplett auf der Nase liegen. Wenn wir Vorstellungen, egal ob sie von unserem Partner oder uns selbst stammen, zu unserem »Gott« machen, pflegen wir ein Götzenbild aus Pappmaché. Auch wenn wir größenwahnsinnig sind oder unter Versagensängsten bzw. Minderwertigkeitskomplexen leiden, verlieren wir Energie.

Energiemangel hat immer mit Selbst-Vergessenheit zu tun. Wenn wir energetisch heil sein bzw. werden wollen, geht dies nur, wenn wir absolut und zu 100 Prozent »wir selbst« sind. Dies bedeutet, in jedem Augenblick hinzuspüren, was für uns stimmig ist, und nicht »um des lieben Friedens willen« faule Kompromisse zu machen, die uns letztendlich nur Kraft und Nerven kosten. Liebe, welche sich fremden Vorstellungen, Projektionen oder Abwertungen unterwirft, ist keine wahre Liebe.

Ein besonders häufiger Versuch des Energieraubs geschieht, wenn jemand anders behauptet, Sie seien »falsch«, so wie Sie sind.[24] In dem Augenblick, in dem Sie an sich selbst zweifeln, nur weil jemand anderem Ihre Nase nicht gefällt, machen Sie die Meinung des anderen zu Ihrem Götzen. Die Winde des Himmels können nicht mehr durch Sie fließen, die Vorstellung des anderen diktiert Ihr Leben und Sie degenerieren, da Sie nicht mehr aus »sich selbst« gespeist werden.

Wir kennen es aus dem Tierreich, wo der schwächere Hengst sich dem Leithengst unterwirft und in Rangordnungen gelebt wird. Immer wieder erleben wir im Tierreich, dass Krankheit vom Ranghöheren (Tierhalter/Leittier) an den Rangniedrigeren (Folgetier) weitergegeben wird. Während dies bei den Tieren, die noch nicht »erwacht« sind, ein normaler Vorgang ist, ist es unsere Aufgabe als Mensch, uns dagegen zu wehren. Sie selbst sollten unabhängig leben, d.h. weder anderen Ihre Vorstellungen aufzwingen, noch sich selbst okkupieren lassen.

Denken und Verhalten, das die Ebenbürtigkeit leugnet und dem anderen eigene Normen, Vorstellungen und Vorlieben aufzwängt, Meinungen darüber, was zu tun ist, macht weder den Dominanten noch den Unterwürfigen frei. Solange der Dominante seine Energien daraus zieht, dass er an anderen etwas Verkehrtes spürt, verpasst er es, in Kontakt mit sich selbst zu kommen. Und der Unterwürfige, der sich die Maßstäbe und Vorlieben des Dominanten zu eigen macht, verliert dabei die Spürigkeit dafür, was für ihn stimmig ist. Die Psychologie spricht in diesem Fall von einem »Praecox«, einer Art Vorredner im Gehirn, der das Lauschen und Folgen der eigenen inneren Stimme unmöglich macht. Wenn der Unterwürfige sich genug angepasst hat, werden auch die Vorwürfe weniger, doch beide degenerieren bis hin zur Krankheit. Das Selbstempfinden wird durch die Vorstellung, die Bedingung ersetzt. So wird man ein Sklave des Ungelösten im anderen und beide verpassen den Weg in eine Befreiung, die sich nicht mehr an Vorstellungen darüber orientiert, wie man selbst oder der andere sein sollte.

[24] *Siehe dazu das Buch von Huber, Cheri: Nichts an dir ist verkehrt, München 2007*

Beispiel: Sie fühlen sich müde, ausgelaugt und spüren in sich, dass Sie dringend einen Erholungsabend zu Hause brauchen, klassische Musik täte ihnen gut. Ihr Partner möchte aber mit Ihnen auf eine Party gehen und sich mit Ihnen »präsentieren«. Sie wollen widersprechen, doch Ihr Partner wirft Ihnen vor, Sie seien verklemmt, eigenbrötlerisch und würden ihm keine Freude gönnen. Also machen Sie mit. Ihr Partner ist in Partystimmung und bleibt bis in den frühen Morgen. Da Sie mit Ihrem Partner zusammen auf die Party gefahren sind und Ihr Partner es auch nicht »gut findet«, wenn Sie sich frühzeitig abseilen, bleiben Sie ebenfalls bis in den frühen Morgen. Wenige Tage später liegen Sie mit einer Grippe im Bett.

In solchen Situation gilt es, in sich selbst hineinzuspüren, ob es für Sie stimmig ist, mit auf die Party zu gehen – wenn ja, dann tun Sie es aus vollem Herzen, wenn nicht, dann sollten Sie den Mut haben, zu Hause zu bleiben, auch wenn Ihr Partner herummaulen oder gar einen Wutanfall bekommen sollte. Wenn Sie nicht engagiert dabei bleiben, sich selbst zu spüren, haben Sie alles verloren, denn das ist das Einzige, was wir im Tode und danach noch bei uns haben werden.

In den meisten Fällen hat die Tendenz, einen »Praecox« bei sich zuzulassen, entwicklungsgeschichtliche Hintergründe. Wer als Kind beispielsweise Kadavergehorsam gegenüber Vater/Mutter lernen musste und mit der individuellen Persönlichkeit nicht durchkam, für den war sein eigener »Praecox« (mit der Stimme von Vater/Mutter) die einzige Möglichkeit zu überleben. Das Gleiche gilt, wenn einem als Kind eingebläut wurde, dass man so, wie man ist, »schlecht« sei und sich anstrengen müsse, um »gut« zu werden. Wie gesagt, so ein innerer Vorredner kann krank machen. Wenn Sie gesund bleiben wollen, ist es wichtig, sich selbst zu spüren und zu sich zu stehen, egal, wie andere darüber denken. Dies bedeutet nicht, egoistisch oder egozentrisch zu sein, sondern die eigene Stimmigkeit wahrzunehmen. Und hierfür brauchen Sie Intuition.

Übung

- Erinnern Sie sich an eine Situation, in der Ihr Partner/Chef/Nachbar etwas von Ihnen gefordert hat und dabei vielleicht sogar gesagt hat, Sie seien verkehrt, so wie Sie sind.
- Nehmen Sie anschließend mit Ihrer Intuition Kontakt auf, z.B. durch das »Eintauchen in den Urgrund des Seins« (siehe S. 17) oder das »Gebet um Intuition« (siehe S. 18). Lauschen Sie der stimmigen Antwort.

Stimmigkeit bietet viele Vorteile. Wenn Sie sie zu Ihrer obersten Instanz machen, entheben Sie Ihre Entscheidungen und Geisteshaltungen moralischer Wertungen. Es geht dann nicht mehr darum, lieb, konform oder rebellisch zu sein, sondern eben stimmig, was situationsbedingt dieses oder jenes bedeuten kann. Durch Ausrichtung auf die Stimmigkeit benutzen Sie Ihre Wahrnehmung auf optimale Weise. Sie übersteigen das bisherige Gefangensein im bilateralen Denken und stimmen sich ein auf die universelle Energie und Absicht. Emotionen kommen und gehen, Manipulationsversuche anderer kommen und gehen, Projektionen kommen und gehen, ohne dass Sie dadurch erschüttert werden. Mit der Ausrichtung auf die eigene innere Stimmigkeit gewinnen Sie an Unbestechlichkeit. Sie tun, denken und sagen genau das, was die universelle Absicht/das größere Ganze durch Sie ausdrücken möchte.

Natürlich kommt es immer wieder mal vor, dass jemand anderes mit einer Kritik sachlich recht hat – aber dies hat nichts damit zu tun, dass an Ihnen selbst, Ihrem wahren Wesen, etwas nicht in Ordnung ist. Dies ist eine feine, aber wichtige Unterscheidung.

Eine gesunde Beziehung, welche die Energien zwischen zwei Menschen befreit und verfügbar macht, orientiert sich nicht an Normen, Verhaltensmustern, Meinungen, sondern schaut vorrangig auf das Selbst im anderen, das »wahre Wesen«, achtet darauf, dieses anzusprechen. Die meisten Menschen sind jedoch versucht, diese Verbundenheit, welche die eigentliche Quelle von freiem Energieaustausch ist, durch eine »perfektionistische Form« sicherzustellen, und wundern sich darüber, wenn sie in dieser Form erstarren, erkranken, an Energiemangel leiden, wenn die Beziehung beginnt zu zerbröckeln oder zu verwelken, weil sie keinen neuen Energiezufluss mehr hat.

Wer energetisch gesund ist, ist weder daran interessiert, andere zu versklaven, zu erziehen oder zu manipulieren, noch lässt er dies mit sich selbst machen. Vielmehr durchschaut er die Interaktionsmuster, heilt seine eigenen Anteile am Ungelösten.

Einen besonderen Energieraub stellen Co-Abhängigkeiten dar. Co-abhängig ist – entgegen landläufiger Meinung – nicht nur der Partner eines Alkoholikers oder Süchtigen, sondern jeder, der innerhalb einer Beziehung seinen Selbstbezug nicht mehr deutlich spüren kann. Die nachfolgende Tabelle hilft Ihnen zu erkennen, ob Sie co-abhängig sind, d. h. in verstrickten Energiemustern leben, und eine entsprechende Selbsthilfegruppe für Sie angebracht wäre[25].

Wert 1–10	Nr.	Verstrickte, gebundene Energiemuster	Freie Energie in Beziehungen
	1.	Meine Gefühle hängen davon ab, dass du mich magst.	Meine Gefühle hängen davon ab, dass ich mich mag.
	2.	Meine guten Gefühle hängen von deiner Achtung meiner Person ab.	Meine guten Gefühle hängen von meiner Selbstachtung ab.
	3.	Dein Kampf beeinflusst meine Ruhe und Gelassenheit.	Dein Kampf spielt für mich eine Rolle, weil ich mich um dich sorge, aber er kontrolliert nicht, wie ich empfinde.
	4.	Meine Selbstachtung wird dadurch gestärkt, dass ich deine Probleme löse und deine Muster erkenne.	Meine Selbstachtung kommt daher, dass ich meine Probleme löse und manchmal meine Muster erfahre.
	5.	Meine Aufmerksamkeit konzentriert sich darauf, dir zu gefallen.	Ich gefalle mir, selbst wenn es dir nicht gefällt.

[25] *Nach Hühn, Susanne: Loslassen und die ideale Beziehung finden, Darmstadt 2005*

6.	Ich konzentriere mich darauf, dich zu schützen.	Ich schütze mich, selbst wenn ich dadurch dich manchmal ungeschützt lasse. Ich weiß, dass du auf dich selbst auf passen kannst.
7.	Ich verstecke meine Gefühle, indem ich dich manipuliere, es auf meine Weise zu tun.	Ich sage die Wahrheit über meine Gefühle, unabhängig von den Konsequenzen.
8.	Ich schiebe meine Hobbys und Interessen beiseite, deine Interessen stehen im Vordergrund.	Ich verfolge meine Hobbys und Interessen, selbst wenn das bedeutet, Zeit von dir getrennt zu verbringen.
9.	Ich schreibe dir deine Kleidung, dein Verhalten und deine Erscheinung vor, denn du bist eine Spiegelung meiner Person.	Ich lasse zu, dass du dich kleidest, erscheinst und verhältst, wie du es möchtest, unabhängig davon, wie ich mich dabei fühle.
10.	Ich weiß nicht, was ich will, ich frage dich und bin mir nur darüber bewusst, was du willst.	Ich kenne meine Wünsche und Bedürfnisse nicht nur, ich spreche sie aus und handle, um sie zu erfüllen.
11.	Die Träume, die ich habe, sind untrennbar mit dir verbunden.	Meine Träume gehören mir, selbst wenn du nicht darin vorkommst.
12.	Die Furcht vor deiner Wut bestimmt, was ich sage und tue.	Ich habe keine Kontrolle über deine Wut und sie hat keine Kontrolle über mich.
13.	Ich nutze das Geben, um mich in der Beziehung sicher zu fühlen.	Ich kann geben, wenn es mir Freude macht, ich kann es aber auch lassen.

Wert 1–10	Nr.	Verstrickte, gebundene Energiemuster	Freie Energie in Beziehungen
	14.	Meine sozialen Kontakte verringern sich, sobald ich mich mit dir einlasse.	Ich hoffe, dass du meine Freunde magst. Wenn nicht, werde ich es verstehen und akzeptieren, mich aber weiter-mit ihnen treffen.
	15.	Ich lege meine Werte beiseite, um mit dir zu sein.	Meine Werte gehören mir; als Kern meines Seins sind sie unumstößlich.
	16.	Ich schätze deine Meinung und deine Art, Dinge zu tun, höher ein als meine.	Ich schätze deine Art und dein Verhalten, aber nicht auf Kosten meiner Art und meines Verhaltens.
	17.	Die Qualität meines Lebens steht in untrennbarem Zusammenhang mit deiner Lebensqualität.	Es gibt klare Grenzen, die meine Lebensqualität von deiner unterscheiden.
	18.	Ich sage alles frei heraus, suche Intimität gleich beim ersten Treffen, verliebe mich, ohne wirkliche Informationen darüber zu haben, wer du bist und was du beitragen kannst und willst.	Ich lasse mir Zeit, lasse Freundschaften entstehen, bin nicht von dir überwältigt und kann unangemessenes Verhalten erkennen und darauf reagieren.
	19.	Ich übernehme automatisch die Verantwortung, wenn es sonst keiner tut, indem ich sage »Einer muss es ja machen«. »Einer« bin immer ich.	Ich spüre, dass ich die Wahl habe, indem ich die Verantwortung an eine höhere Macht abgebe und darauf vertraue, dass für den anderen gesorgt ist, auch wenn es nicht durch mich geschieht.

Übung

- Bewerten Sie auf einer Skala von +10 (»freie Energie aus Beziehungen trifft in diesem Punkt zu 100 Prozent zu«) bis –10 (»verstrickte, gebundene Energiemuster treffen in diesem Punkt zu 100 Prozent zu«), wie sehr die Fragen aus der Tabelle auf Sie zutreffen.

Die gewaltfreie Kommunikation nach Rosenberg[26] oder die Zwiegespräche nach Prof. Lukas Moeller[27] sind geeignete Wege dafür, Co-Abhängigkeiten aufzulösen und so einen freien und gesunden Energiefluss innerhalb Ihrer Beziehung(en) herzustellen. Falls es Ihnen nicht gelingt, innerhalb einer Beziehung, sei es mit Ihrem Partner, Chef oder Ihren Eltern, »Sie selbst« zu sein, suchen Sie sich Hilfe. Scheuen Sie sich nicht, den »Anonymen Co-Abhängigen«[28] beizutreten und sich auf diese Weise Rückenstärkung für eine gesunde Beziehung zu holen.

Übung

- Machen Sie sich bewusst, wann Sie einmal dem anderen zuliebe sich selbst nicht gelebt, sondern etwas getan haben, das überhaupt nicht für Sie gestimmt hat.
- Dann nehmen Sie durch das »Eintauchen in den Urgrund des Seins« (siehe S. 17) oder das »Gebet um Intuition« (siehe S. 18) mit Ihrer Intuition Kontakt auf. Erleben Sie die gewesene Situation neu. Bitten Sie Ihre Intuition, dass sie Ihnen zeigt, wie Sie in genau dieser Situation stimmig handeln, in sich zentriert.

[26] *Siehe auch Rosenberg, Marshall: Gewaltfreie Kommunikation, Paderborn 2007*
[27] *Siehe auch Moeller, Prof. Lukas: Die Wahrheit beginnt zu zweit, Reinbek 1997*
[28] *Weitere Informationen finden Sie unter www.coda-deutschland.de und www.nakos.de*

Wenn Sie merken, dass Sie nicht Sie selbst sind, spüren Sie genau hin, was das Leben durch Sie ausdrücken möchte, und suchen und leben Sie so Ihre innere Wahrheit. Manchmal muss man sich schon ein wenig in seine innere Wahrheit hineinknien, um zu spüren, was wirklich stimmig ist – doch dies ist weitaus angenehmer, als vom Leben gebeugt zu werden.

Energieaufladung durch die Kraft der Intuition

Es gibt viele Wege, sich von außen Energie zuzuführen, beispielsweise durch gesunde Ernährung, Kontaktaufnahme mit der Natur, Sport, Gebet, Meditation, Deeksha, Reiki, Prana, den Besuch bei einem Guru/Geistheiler/spirituellen Meister – und alle können gut und richtig sein. Viele Menschen finden die Aufladung mit der universellen Energie in einem Kreis von Freunden, die gemeinsam beten, meditieren, sich vorbehaltlos akzeptieren im Sinne des Jesuswortes »zwei oder drei in meinem Namen«.

Übung

- Was ist Ihre Methode, sich mit Energie aufzuladen? Notieren Sie zehn Punkte und legen Sie diese Liste in Ihre Schreibtischschublade oder Ihr Portemonnaie – für Notfälle.

Letztendlich liegt die Quelle aller Energie in uns selbst. Dort müssen wir graben, dort müssen wir suchen. Viele Menschen, die erkennen, dass die Quelle aller Energie in Ihnen selbst liegt und nicht in den Reizen dieser Welt, haben den Wunsch, sich aus der modernen Industriegesellschaft zurückzuziehen und in der Einsamkeit die universelle Energie zu spüren, zu tanken und aus ihr heraus zu leben.

Dies ist jedoch nur vorübergehend eine Lösung. Natürlich stabilisiert sich unser Energiefeld, wenn wir erfahren, dass wir nichts und niemanden von außen brauchen, um energetisch versorgt zu sein. Doch wenn wir die äußere Stille kennen- und schätzen gelernt haben, liegt eine interessante Herausforderung darin, unser Energieniveau in den Städten zu halten, inmitten von Mobilfunkmasten, Stress, Hektik, inmitten einer Welt von Menschen, die ihre Sicherheit in der Materie, im Geld, im Gold, im Besitz von Gütern, anderen Menschen, äußeren Sicherheiten suchen. Hier ist die Versuchung groß, sich energetisch auffressen zu lassen, aber auch die Chance, bis in die tiefste Zelle hinein gesund zu werden. Denn es ist die Reibung, aus der Licht entsteht, es sind die Hanteln, die unsere Muskeln stärken, und es sind die Herausforderungen, die unser wahres Selbst hervorbringen.

Doch was tun, wenn die äußere Welt Sie überfordert? Eine Möglichkeit, mit Energiemangelzuständen umzugehen, liegt darin, sie an eine höhere Quelle abzugeben. Hierfür brauchen Sie Demut, um im Gebet zu bekennen: »Hier habe ich einen Energiemangelzustand/ein Thema, den/das ich nicht lösen kann. Ich bitte Gott/die universelle Energie um die entsprechende Lösung!« Seien Sie frei von Vorstellungen darüber, was geschehen soll. Dies ist ganz wichtig. Denn erst dadurch öffnen Sie den Raum für die Gnade. Lassen Sie Ihr »kleines Ich« komplett los und lassen Sie sich von Gott/der universellen Energie durchströmen.

Eine weitere Möglichkeit, sich auch in unliebsamen Situationen aufzuladen, liegt im reinen »Energiefühlen«: Sobald Sie es aufgeben, Energien aufzuteilen in »gut« oder »böse«, »angenehm« oder »unangenehm«, »krank machend« oder »gesund machend«, kommen Sie mit der reinen Energieebene in Kontakt. Aus dieser heraus können Sie sich aufladen, egal ob die Energien um Sie herum gerade »hoch« oder »niedrig« schwingen.

Übung

- Nehmen Sie Kontakt mit Ihrer Intuition auf durch das »Eintauchen in den Urgrund des Seins« (siehe S. 17) oder das »Gebet um Intuition« (siehe S. 18).
- Aus dieser Verbindung heraus fühlen Sie die Energien, die Sie umgeben, ohne sie zu bewerten.

Eine weitere Möglichkeit ist es, in Ihre »innere Mitte« zu gehen, wo immer Sie diese wahrnehmen (Kopf, Herz, Bauch ...). Indem Sie Ihr inneres Zentrum finden und aus diesem heraus leben, spüren Sie, dass eine Kraft, die größer als Ihr »Ich« ist, durch Sie wirkt.

All diese Methoden machen Sie zu einem »Energiegenerator« und schützen Sie vor Energieräubern, ohne dass Sie zusätzlich noch etwas tun müssten. Energiegenerator zu sein ist nichts, um das Sie sich bemühen müssten oder das mit Anstrengung verbunden wäre. Im Gegenteil: Jede Anstrengung verhindert den freien Energiefluss.

Wenn Sie mit der Quelle aller Energie in sich verbunden sind, gibt es nichts weiter zu tun, als diese Energie durch Sie fließen zu lassen. Sie selbst sind wie ein hohles Bambusrohr, durch das die Energie wallt. Sie fühlen den energetischen Reichtum, der in Ihrem Inneren liegt. Dies gestattet Ihnen, die Grundübel Gier und Mangel loszulassen. Ihre innere Mitte macht Sie auch stabil gegenüber anderen: Ihnen kann keiner Energie »absaugen«, wenn Sie im reinen Selbst verharren. So werden Sie zum »energetischen Selbstversorger« und bleiben gesund, egal was im Außen geschieht.

Eine weitere Methode, sich energetisch zu versorgen, ist die reine Atembeobachtung; nachfolgend eine geführte Atembeobachtungs-Meditation, die Sie auch auf CD sprechen oder sich vorlesen lassen können.

Atembeobachtungs-Meditation

»Ich mache es mir ganz bequem und begebe mich in eine Position, die sich für mich stimmig anfühlt und in der ich einige Zeit lang verweilen kann: dem Schneidersitz, dem Fersensitz, dem Pharaonensitz oder der ›tibetischen Totenlage‹ (Rückenlage auf dem Fußboden oder einer harten Matratze). Dann beobachte ich meinen Atem, den ich ruhig fließen lasse. Ich erlebe, dass der Atem durch mich ein- und ausströmt. Möglicherweise steigen Empfindungen in mein Bewusstsein. In dem Fall benenne ich sie mit ›Empfinden‹ und beobachte weiter meinen Atem. Möglicherweise spüre ich Emotionen. Diese benenne ich mit ›Emotion‹ und wende mich wieder meinem

Atem zu. Es kann auch sein, dass Gedanken aufsteigen. Diese benenne ich mit ›Denken‹ und konzentriere mich weiter auf meinen Atem. Während ich weiter meinen Atem beobachte, spüre ich noch etwas anderes – Energie. Um Energien gut spüren zu können, ist es hilfreich, das eigene ›Ich‹, die Identität, für die Dauer der Übung loszulassen. Da ist kein ›Ich‹, da ist nur Energie. Spüren Sie diese Energie, ohne zu bewerten, ohne die Energie aufzuteilen in ›gute‹ und ›schlechte‹ Energie. Da ist einfach nur Energie – ruhen Sie in diesem Energieerleben.«

Wenn Sie diese Übung einige Minuten lang durchgehalten haben, werden Sie mehr und mehr das Pulsieren einer größeren Energiequelle spüren, die Sie durchdringt. Es ist nichts, was Sie erzwingen könnten oder müssten, es stellt sich ein – oder auch nicht – in dem Maße, in dem Sie die Idee eines vom Ganzen getrennten »Ichs« loslassen und in der reinen Wahrnehmung verharren. Es ist ein Wiedererkennen dieser »höheren« Energie, die von selbst zu Ihnen findet. Es ist die gleiche Energiequelle, die in tiefem Gebet oder in der Versenkung zu Ihnen findet. Spüren Sie diese Energiequelle, verschmelzen Sie mit ihr.

Vielleicht fragen Sie sich, ob diese Energieaufladung auch zu zweit funktioniert, ob es möglich ist, sich, statt sich gegenseitig Energien abzusaugen, zu stehlen, einander mit Energien zu beschenken. In Indien und Tibet gibt es eine jahrtausendealte Tradition, die in diese Richtung geht. Sie wird dort »Tantra« genannt. Viele Menschen glauben, Tantra sei eine fernöstliche Sexualpraktik, doch die Sexualität ist nur ein Nebenaspekt dieses Urwissens, dass Menschen einander Energiespender, Türöffner und Erwecker sein können. Das Wort »Tantra« stammt aus dem Sanskrit und bedeutet »weben, vereinigen«. Immer dann, wenn zwei Menschen sich ihrer »wahren Natur« erinnern und einander in Vergegenwärtigung ihrer »wahren Natur« begegnen, geschieht eine gegenseitige Aufladung, (das, was man im modernen Management »Win-win-Situation« nennt): Beide gewinnen, in dem Fall Energie.

Die nachfolgende Meditation hilft Ihnen, sich und Ihrem Partner Energien zu schenken, indem Sie sich miteinander verbinden.

Übung

- Setzen Sie sich Ihrem Partner/besten Freund gegenüber. Nehmen Sie mit Ihrer Intuition Kontakt auf und bitten Sie um innere Führung bei der nachfolgenden Meditation, zum Beispiel durch das »Gebet um Intuition« (siehe S. 18).
- Atmen Sie in Ihr Herz und erleben Sie, dass Ihr Herz weit und offen wird. Erinnern Sie sich an einen Augenblick erhabener Schönheit in Ihrem Leben. Dies kann eine Erfahrung von spirituellem Erwachen, ein Spaziergang unter dem Sternenhimmel, ein Sonnenuntergang oder was auch immer sein. Tanken Sie sich ganz auf mit dieser Erfahrung. Und dann beobachten Sie Ihren Atem und lassen Ihr Bewusstsein weit werden. Spüren Sie, dass die Quelle aller Energie in Ihnen liegt.
- Und dann, wenn Sie ganz von dieser Erfahrung erfüllt sind, nehmen Sie die Hände Ihres Partners oder umarmen einander und erleben, dass Ihre Liebe, Ihre Herzensweite Ihren Partner umfasst. Bleiben Sie in dieser Selbstzentriertheit, während Sie erleben, dass Sie sich gegenseitig mit Energie aufladen.

Tipp: Üben Sie sich immer wieder in dieser Methode des Energieaufladens. Sie ist für Ihren Energiehaushalt wesentlich effektiver als stundenlange Gespräche über irgendwelche Allerweltsthemen.

Eine weitere Möglichkeit der Energieaufladung haben wir bereits angesprochen: »Zwei oder drei in meinem Namen!« Suchen Sie eine Gruppe, von der Sie wissen, dass jeder dem anderen Gutes will. Dies kann ein Gebetskreis sein, eine »Wellwishing-Gruppe«, ein Meditations- oder Gesangskreis, was auch immer. Hilfreich ist es, wenn in diesem Kreis reihum jeder den Raum erhält, mitzuteilen, was ihn gerade bewegt, und die ganze Gruppe wohlwollend zuhört. Danach gehen Sie gemeinsam für einige Minuten in die Stille und nehmen Kontakt mit Ihrer Intuition auf durch das »Eintauchen in den Urgrund des Seins« (siehe S. 17) oder das »Gebet um Intuition« (siehe S. 18). Bitten Sie um Hilfe und Unterstützung für die Anliegen, die in diesem Kreis angesprochen wurden. Auch dies ist eine Möglichkeit, sich miteinander aufzuladen.

Indem immer mehr Menschen die Quelle aller Energie in sich selbst finden – auf welchem Weg auch immer – wird diese Welt, in der wir leben, liebevoller und energetisch reicher. Wir verhalten uns nicht mehr wie Bedürftige, die etwas an sich reißen müssen, sondern wir leben aus der inneren Fülle. Wir finden Fülle und Frieden in uns selbst und erleben uns damit als »energetisch gesund«.

Die emotionale Ebene – nichts begehren, nichts zurückweisen

Süchtig nach Emotionen

Die Welt der Emotionen stellt eine eigene Erlebnisebene dar. Es gibt Menschen, die brauchen das Drama, andere können ohne Ärger, Wut, Zorn, Streit, Depressionen usw. gar nicht leben. Wieder andere sind süchtig nach Lust, Vergnügen, Bequemlichkeit, guten Gefühlen und auch sie geben den Gefühlen mehr Macht, als ihnen zusteht. All dies geschieht natürlich unbewusst. Wenn wir andere Menschen beobachten, entdecken wir, dass sie immer wieder in die gleichen Themen verstrickt sind. Die Gesichter und die Geschichten ändern sich – die Themen bleiben jedoch immer dieselben.

Begehren und Ablehnung können krank machen, wenn sie zwanghaft sind. Denken wir nur an den Alkoholiker, der süchtig nach seiner Droge ist, oder auch an den Phobiker, der überall Bedrohungen für seine Gesundheit wittert – und dann auch tatsächlich krank wird. Begehren und Ablehnung sind letztendlich Bestandteil der »Maya«, der Täuschung. So gehört es zur emotionalen Heilung, frei von beidem zu werden. Wir wissen, dass es etwas Größeres gibt als Emotionen, etwas Beständigeres, etwas Umfassenderes. Darin finden wir Sicherheit, Zentriertheit und Stabilität. Wenn wir uns nicht mehr von Begehren und Ablehnung verrückt machen lassen, dann erlauben wir, dass durch uns etwas sehr Gesundes, Heiles, Großes wirkt.

Woher kommt die Verhaftung an die Gefühle? Bei den meisten Menschen sind es prägende Erfahrungen, die irgendwann einmal dafür sorgten, dass ihr Körper auf einen ganz bestimmten Hormoncocktail eingestellt wurde. Sie identifizieren sich unbewusst mit einer ganz bestimmten »Chemie der Gefühle«. Ist ihrem Organismus langweilig, spürt ihr Körper vielleicht Adrenalin-Entzug, zetteln sie unbewusst einen Streit an. Die Nebennieren reagieren darauf

mit Stresshormonen und auf einmal ist der Hormoncocktail wieder so, wie sie es gewohnt sind.
Emotionale Überreaktionen (Zornausbrüche etc.) hängen entweder mit nervlichen Belastungen zusammen – in dem Fall helfen hochdosiertes Vitamin B und Entspannungsübungen – oder auch mit verdrängten Ursprungsemotionen, die in der Kindheit nicht ausgelebt werden konnten. Salopp gesagt: Wurde die Wut in der Kindheit unterdrückt, dann sucht das Unbewusste im Erwachsenenalter Anlässe für ein Ablassen des inneren »Wutstaus«.
Mithilfe Ihrer Intuition können Sie die Ursprünge solcher emotionalen Verhaftungen ausfindig machen und auflösen.

Übung

- Verbinden Sie sich wieder mit Ihrer Intuition durch das »Eintauchen in den Urgrund des Seins« (siehe S. 17) oder das »Gebet um Intuition« (siehe S. 18).
- Dann fragen Sie sich: Was ist die Emotion, nach der ich am meisten süchtig bin? Halten Sie inne und warten Sie auf die Antwort.
- Überprüfen Sie diese durch die Methode »Wahrnehmen von Energieveränderungen« (siehe S. 20).
- Und dann fragen Sie sich: »Worin könnte der Ursprung für diese Sucht liegen, wann ist sie entstanden?« Öffnen Sie sich nach innen und beobachten Sie, was für ein Bild aus Ihrer Vergangenheit aufsteigt. Sehen Sie sich selbst in diesem Bild und schlüpfen Sie gedanklich in diese Person, die Sie selbst waren, hinein. Fühlen Sie als diese Person, was die ursprünglichen Emotionen waren. Und dann sprechen Sie als diese Person die verwandelnden Worte »Ich verstehe dich und ich liebe dich«. Nehmen Sie wahr, wie sich dadurch Ihre Befindlichkeit in der damaligen Situation wandelt.
- Dann kommen Sie wieder zurück ins Hier und Jetzt und überprüfen Sie, ob sich etwas verändert hat.

Beispiel eines Klienten: »Meine Sucht war ›Stimulation‹, ob es Kaffee war, ein Thriller oder Sex, ich brauchte diesen Kick, ohne ihn war mein Leben nicht lebenswert. Als ich die Meditation machte, erschien das Bild von mir selbst als kleinem Kind, das verlassen auf einem Hof stand und schwere Depressionen hatte. Als ich dann in dieses Kind hineingeschlüpft war und diesen Satz sprach ›Ich verstehe und ich liebe dich‹, konnte ich wahrnehmen, wie die Depression dahinschmolz. Später stellte ich fest, dass mein Bedürfnis nach Stimulation deutlich zurückgegangen war; heute bin ich mir selbst genug und kann aus dieser Fülle heraus anderen geben.«

Verhaftungen durch Selbstannahme verwandeln

Wenn wir unsere emotionalen Wunden aus der Kindheit genauer untersucht haben, haben wir einen ersten Schritt in Richtung unserer emotionalen Heilung getan. Um die Tendenz der Verhaftung zu beseitigen, genügt es jedoch nicht, Kindheitsprogramme zu lösen, sondern wir müssen als zweiten Schritt generell eine andere Einstellung zu Sucht und zu Begehren entwickeln.

Gerade Suchtverhalten ist oft in Selbstablehnung, ja regelrechtem Selbsthass begründet.[29] Suchtmittel und emotionale Verhaftungen hängen eng miteinander zusammen. Das Suchtmittel liefert uns kurzfristig ein emotionales Hoch, doch auf lange Sicht beschert es einen »Hangover«. Wenn wir aufgrund des »Hangover« später eine höhere Dosis des Suchtmittels brauchen, um diesen zu betäuben, steigt dadurch unbewusst unser Selbsthass. Um emotional frei und damit gesund zu sein, müssen wir einen Weg finden, mit unserer Tendenz der Verhaftung generell umzugehen, und für Neutralität sorgen. Dazu müssen wir das Objekt des Begehrens oder der Ablehnung von den Gefühlen loslösen und uns lediglich dem Begehren und der Ablehnung zuwenden, um damit zu arbeiten.

Die Dinge, die wir emotional begehren oder ablehnen, sind – wertneutral betrachtet – einfach da, ebenso wie alles andere. Sie sind unschuldig. Wir erkennen dies am Geld. Geld ist nicht »böse« oder »gut« – es ist schlichtweg ein verbrieftes Leistungsversprechen, nicht mehr und nicht weniger. Der Trick für den gesunden Umgang mit Ihrem Begehren liegt also darin, zu erkennen, dass nicht die Objekte selbst süchtig machen, sondern Ihre Einstellung dazu.

[29] *Siehe dazu die Arbeiten von Geurtz, Jan: Suchtfrei – Die Illusion durchschauen, Aachen 2007*

Übung

- Verbinden Sie sich mit Ihrer Intuition durch das »Eintauchen in den Urgrund des Seins« (siehe S. 17) oder das »Gebet um Intuition« (siehe S. 18).
- Machen Sie sich etwas bewusst, das Sie zwanghaft begehren, ohne sich oder das Objekt des Begehrens dafür zu be- oder verurteilen. Dies kann Alkohol sein, Stimulation, Sex, Anerkennung, was auch immer. Denken Sie an das Objekt, bis das Begehren in Ihnen aufgestiegen, in Ihrem Körper deutlich fühlbar ist.
- Dann konzentrieren Sie sich nur auf das Begehren, das Sie fühlen, nicht auf das Objekt der Begierde selbst. Fühlen Sie in sich hinein: »Wie fühlt es sich an, wenn ich daran denke, dass ich ... bekomme/erlebe?« Fühlen Sie Ihre Gier.
- Und jetzt denken Sie nicht, wie schlimm das ist, sondern denken Sie: »Ich nehme meine Gier an!« Spüren Sie, wie es sich anfühlt, wenn Sie Ihre Gier akzeptieren – ohne sie auszuagieren. Nehmen Sie Ihre Gier in Ihrem Herz auf. Wenn Sie dies erlauben, werden Sie spüren, dass in Ihnen Frieden einkehrt. Spüren Sie diesen Frieden. Sie werden erleben, dass sich im Zuge dessen Ihr Herz öffnet und Ihre Gier dahinschmilzt wie Schnee unter der Sonne. Etwas in Ihnen entspannt sich – Sie sind offen für das, was hinter dem Objekt Ihrer Begierde steht.
- Nun bitten Sie, dass Ihre Intuition Ihnen zeigt, was Sie wirklich wollen und wie Sie das erleben können. Halten Sie inne, öffnen Sie sich für das Bild, die Erkenntnis.
- Anschließend überprüfen Sie das, was Sie innerlich empfangen haben, durch die Technik »Wahrnehmen von Energieveränderungen« (siehe S. 20).

Nachfolgend ein Beispiel: »Mit der Zeit veränderte sich mein Therapieziel. Zu Beginn wollte ich Taktiken lernen, um mich besser in den Griff zu bekommen. Vom Kampf gegen meine Begierden wendete sich die Blickrichtung nun auf mein Inneres, vom Symptom zur Ursache. Ich stellte fest, dass ich ziemlich leidenschaftslos war. Von außen gestellte Aufgaben und Erwartungen konnte ich hervorragend erfüllen. Aber was wollte ich eigentlich selbst, von innen her? Nicht mehr die Sucht stand jetzt im Mittelpunkt, sondern etwas, was sich für mich lohnte. Dadurch verlor die Sucht ihren bedrohlichen Charakter.«[30]

[30] *Deling, Wolf: Der sexte Sinn, Gießen 2004*

Durch die Annahme erleben Sie, dass die Energie, die in dem Objekt/der Erfahrung des Begehrens gebunden war, sich in Ihnen selbst ausbreitet, und dies, ohne dass Sie dieses Objekt/diese Erfahrung erleben oder ausagieren müssen. Die Energie kehrt zu Ihnen zurück, Sie besitzen diese Energie, die Sie ausgelagert haben, wieder.

Um die Energie, die Sie in Objekten der Begierde gebunden haben, zurückzuholen, reicht es also nicht aus, sich von diesen Objekten fernzuhalten. Dadurch wird Ihre Energie lediglich »tiefgefroren«. Das Geheimnis liegt darin, ehrlich zu sich selbst zu sein, ohne sich für diese Gier zu be- oder verurteilen. Erlauben Sie, dass die Energie, die in Ihrem Begehren gebunden war, sich in Ihnen ausbreitet. In diesem Moment verschwindet das Verlangen und Sie erleben das Wunder des Augenblicks – Sie sind emotional frei.

Gier ist keine Frage eines Objektes. Sie ist eine Haltung, ein »Wie« und kein »Was«. Wenn wir die Gier nicht transformieren, bleibt sie uns bis zu unserem Tod erhalten und macht uns emotional krank.

Emotionale Freiheit sollten Sie auch gegenüber den Dingen erreichen, die Sie bisher zwanghaft abgelehnt haben. Das Vorgehen ist hierbei fast identisch.

Übung

- Verbinden Sie sich mit Ihrer Intuition durch das »Eintauchen in den Urgrund des Seins« (siehe S. 17) oder das »Gebet um Intuition« (siehe S. 18).
- Denken Sie an etwas, das Sie zwanghaft ablehnen oder vor dem Sie sogar Angst haben.
- Fühlen Sie die Ablehnung/Angst als solche und nehmen Sie sie an. Stellen Sie sich vor, wie Sie zu Ihrer Ablehnung sagen: »Ich verstehe dich und ich liebe dich!« Beobachten Sie, wie es sich anfühlt, Ihre Ablehnung zu akzeptieren.
- Bitten Sie Ihre Intuition nun, Ihnen das Positive/Stimmige zu zeigen, das hinter Ihrer Ablehnung/Angst verborgen ist, und welches Geschenk sich Ihnen auftut, wenn Sie Ihre Ablehnung/Angst transzendieren.

Beispiel eines Klienten: »Ich mochte es nicht, jeden Tag zu arbeiten. Die Arbeit langweilte mich, der Lärm raubte mir den Nerv und aus diesem Grund war ich auch sehr häufig krank. Nachdem ich meine Ablehnung voll angenommen hatte, fand ich meinen Frieden. Was daraus erwuchs, war eine Tatkraft, die mich dazu motivierte, mit Engagement meine Pflicht zu erfüllen – sogar an dieser Arbeitsstelle. Der Lärm störte auf einmal überhaupt nicht mehr.«

Wichtig ist insbesondere der zweite Punkt; es handelt sich hierbei nicht nur um ein rein kognitives Annehmen, sondern erst dann, wenn wir in tiefem Frieden sind angesichts von Gier und Ablehnung, ist unsere innere Arbeit getan. Deshalb sollten Sie sich für diesen Punkt mindestens 15 Minuten Zeit nehmen.

Mit fortlaufendem Üben erkennen Sie, dass Sie die emotionale Gesundheit und Heilung, die Sie suchen, nicht in »Objekten« oder »Menschen« finden, sondern in einer nicht anhaftenden Haltung, mit der Sie dem Leben begegnen.

Weit werden und fließen lassen

Emotionen verlaufen wellenförmig. Das bedeutet, eine Emotion steigt auf, erreicht ihren Höhepunkt, flacht wieder ab. Das ist ganz normal und wir tun gut daran, dieses Ansteigen und Abfallen wertfrei zu beobachten, ohne uns damit zu identifizieren. Bewusstheit ist uns immer erst am Ende einer emotionalen Welle möglich. Bis dahin sind wir »blind vor Liebe, blind vor Zorn …«. Wenn wir das wissen, können wir stimmig und gesund mit Emotionen umgehen, indem wir sie wertfrei wahrnehmen und unsere Entscheidungen stets erst am Ende der Welle treffen, dann, wenn wir bewusstseinsmäßig wieder klar sind. Geduld ist hier also das Zauberwort.

Wenn wir diesen Wellenverlauf von Emotionen unbewusst unterdrücken, dann staut sich die emotionale Welle und bleibt in uns als »Zeitbombe« aktiv – oftmals ein Leben lang. Zu den bekannten Möglichkeiten, mit solchen »Zeitbomben« umzugehen, gehören das »Herunterschlucken« und das »Explodieren«. Wer seine Emotionen verdrängt, der gerät sehr schnell in die Gefahr, krank zu werden. Wer explodiert, macht sich unbeliebt. Das emotionale Wutmuster ist jedoch durch das »Dampfablassen« noch nicht gelöst, es wartet nach seiner Entladung nur auf den nächsten Anlass. Wutausbrüche sind immer noch besser, als seine Emotionen herunterzuschlucken, können aber ebenso krank machen wie unterdrückte Gefühle.

Übung

- Wann immer Sie Emotionen spüren, bei sich selbst oder bei anderen, nehmen Sie bewusst wahr, wie diese sich fortlaufend verändern. Seien Sie reiner Zeuge. Es gibt nichts zu verändern. Nehmen Sie einfach wahr, was geschieht. Bitten Sie Ihre Intuition durch das »Eintauchen in den Urgrund des Seins« (siehe S. 17) oder das »Gebet um Intuition« (siehe S. 18), Sie dabei zu unterstützen, offen und zugleich in sich zentriert zu bleiben.

Der entscheidende Beitrag zur emotionalen Heilung liegt darin – statt zu schlucken oder zu toben –, bewusst zu fühlen, was man fühlt. Da wir in vielen Fällen unsere Emotionen so stark verdrängt haben, dass wir sie nicht mehr wahrnehmen, müssen wir dies erst wieder lernen.

Hierbei können wir uns kleiner Hilfen bedienen. Oftmals sind es Laute, wie sie Kinder machen, wenn sie jammern, Grimassen, die Übersetzung von Gesten und Bewegungen, die uns die Welt der Emotionen erschließen.

Gefühle zu fühlen bedeutet jedoch nicht unbedingt, sie auszuleben. Natürlich können wir dies tun, dann sollten wir allerdings darauf achten, dass niemand anderer dadurch verletzt wird. Beispielsweise können wir einen Spaziergang machen und dabei auf unserem iPod die »Egmont-Ouvertüre« von Beethoven auf voller Lautstärke laufen lassen und die Energie der Musik benutzen, um unsere Missempfindungen hochkochen zu lassen und uns quasi von der Seele zu laufen. Wir können eine »dynamische Meditation«[31] machen und all das aus uns herausschleudern, was uns belastet, wie ein Vulkan, der explodiert. Doch es gibt noch fortgeschrittenere Möglichkeiten, mit Emotionen umzugehen. Zwei davon sollen nachfolgend vorgestellt werden und lassen sich hervorragend mithilfe Ihrer Intuition einsetzen, sobald Sie dazu bereit sind.

[31] *Z. B. Deuter: Dynamic – Osho Active Meditation, Egloffstein 1997*

Übung

- Wann immer Sie spüren, dass bei Ihnen Emotionen festhängen, verbinden Sie sich mit Ihrer Intuition, zum Beispiel durch das »Eintauchen in den Urgrund des Seins« (siehe S. 17) oder das »Gebet um Intuition« (siehe S. 18), und bitten Sie darum, dass Ihnen gezeigt wird, wie Sie die Emotionen wieder zum Fließen bringen können, z. B. welche Begleitmusik oder welches Ritual Ihnen dabei helfen kann. Bitten Sie Ihre Intuition auch um Unterstützung in diesem Prozess.

Das Geheimnis im Umgang mit Emotionen liegt darin, vor den Emotionen, die wir nicht mögen, nicht wegzulaufen, sondern sie bewusst zu fühlen, sich in ihnen auszudehnen und dann in die Mitte dieses Gefühls zu sinken. Wir erleben dann, dass in der Mitte eines jeden Gefühls Frieden ist. Es folgt eine Meditation für die emotionale Heilung.[32]

Übung

- Nehmen Sie wieder Kontakt auf mit Ihrer Intuition, entweder durch das »Eintauchen in den Urgrund des Seins« (siehe S. 17) oder das »Gebet um Intuition« (siehe S. 18).
- Beobachten Sie nun, was Sie fühlen. Nehmen Sie Ihre Emotion wahr. Halten Sie inne. Geben Sie der Emotion einen Namen.
- Und nun fühlen Sie diese Emotion unabhängig vom äußeren Anlass. Lassen Sie die Verknüpfung mit äußeren Umständen, Menschen usw. ruhen und beobachten Sie lediglich, was in Ihrem Körper geschieht. Nur das ist jetzt wichtig. Spüren Sie, wo in Ihrem Körper die Emotion konzentriert ist. Atmen Sie in diese Stelle hinein.
- Geben Sie Laute von sich, Jammern, Plappern, schneiden Sie Grimassen. Werden Sie eins mit der Emotion. Dann dehnen Sie sich in dieser Emotion aus bis an ihre Grenzen. Manchmal werden Sie feststellen, dass die Emotion auf den Bauchraum begrenzt ist, manchmal umfasst Sie Ihre gesamte Wohnung. Dehnen Sie sich in der

[32] Diese Meditation wurde inspiriert durch die Arbeiten von Brandon Bayce; weitere Infos unter: Bayce, Brandon: The Journey, Berlin 2004 oder www.thejourney.com

Emotion, die Sie fühlen, so weit aus, wie es geht. Ausdehnen ist eine Eigenschaft, die nur das Bewusstsein vermag. Je weiter Sie sich ausdehnen, umso mehr ersetzen Sie das Jammern, Plappern, Grimassenschneiden durch bewusstes Hinfühlen. Fühlen Sie, was sie fühlen.

- Irgendwann, wenn Sie die Grenzen des emotionalen Raums erreicht haben, gehen Sie in die Mitte dieser Emotion. Lassen Sie sich in ihre innere Mitte hineinsinken. Sie werden erleben, dass die Mitte der Emotion Sie trägt und dass durch die Mitte der Emotion ein neues Gefühl aufsteigt – ein unerfreuliches oder ein erfreuliches.
- Verfahren Sie mit dem neuen Gefühl ebenso wie mit dem vorangegangenen. Sobald durch die Mitte der Emotion ein angenehmes Gefühl aufsteigt, das Sie mit Ihrem wahren Selbst, Ihrer Quelle verbindet, ruhen Sie in diesem Gefühl und spüren den Frieden, der daraus erwächst.

Wann immer Sie Missempfindungen haben, können Sie diese heilen, indem Sie sich in ihnen ausdehnen und den Frieden in der Mitte der Emotion aufspüren. Anfangs mag es ein wenig Übung erfordern, doch mit fortwährender Praxis werden Sie zunehmende Furchtlosigkeit erfahren.

Die mentale Ebene – stimmig denken

Wahrnehmen statt verurteilen

Heilsein auf der mentalen Ebene erleben wir, wenn wir zu unserem Leben eine gesunde geistige Einstellung haben. Das kann mit äußerem Erfolg einhergehen, doch äußerer Erfolg ist nicht automatisch ein Zeichen von mentaler Gesundheit.

Beispiel: Ein Börsenmanager, der Geld, ein schönes Haus und Anerkennung besitzt, aber nachts nicht abschalten kann und sich vor Sorgen im Schlaf wälzt, hat zu seinem Beruf keine stimmige Einstellung gefunden, seine Gedanken lassen ihn möglicherweise krank werden.

Ein klassisches Beispiel für ungesundes Denken lieferte der gierige König Midas, der sich wünschte, dass alles, was er berührte, zu Gold werden möge. Dies brachte ihm zwar materiellen Reichtum, aber er lebte trotz allem im Mangel, da die Nahrung, die er berührte, augenblicklich zu Gold und damit ungenießbar wurde. Viele Menschen denken wie Midas – sie sind nicht mit ihrer Intuition verbunden und wünschen sich daher Dinge, die für sie ungesund sind.

Mentales Heilsein erlebt nur der, dessen Denken an seine Intuition angeschlossen ist. Wir benötigen unsere Intuition, um in Einklang mit dem zu leben, was ist. Durch unsere Intuition sind wir mit unserer Quelle verbunden. Die Folge davon ist, dass die herkömmlichen Denkvorgänge uns nicht weiter plagen. Stattdessen leben wir aus einer erweiterten, bewussten, umfassenden Wahrnehmung heraus. Wahrnehmung ist genau das Gegenteil von Verurteilung. Es bedeutet, wie die Sprache bereits sagt, »das Wahre zu nehmen«. Wahrnehmung gelingt uns, wenn wir von der Zwietracht in die Eintracht kommen, von der Ansicht über die Einsicht zur Einheit. Das Loslassen von Widerstand, das Aufgeben von Bewertungen, die Annahme dessen, was ist, wie bereits in früheren Kapiteln gelernt, liefert Ihnen die Voraussetzung für den Frieden im Verstand, den wir suchen.

Stimmige Gedanken statt Normen und moralischer Bewertung

Ob Ihre Lebenssituation, in der Sie sich gerade befinden, Sie gesund oder krank macht, hängt entscheidend davon ab, ob Sie über genau diese Situation »gesunde« oder »krank machende«, »stimmige« oder »destruktive« Gedanken, Glaubenssätze und Einstellungen hegen. Sobald Sie gelernt haben, sich mit Ihrer Intuition zu verbinden, statt zu urteilen, öffnen sich die Tore Ihrer Wahrnehmung für die Stimmigkeit. Verlieren Sie folgende Punkte nie aus den Augen:

- Stimmigkeit hat nichts mit Moral zu tun, denn manchmal (aber nicht immer) ist es notwendig, über eine verkrustete Moral hinauszugehen.
- Stimmigkeit hat nichts mit angenehmen Emotionen zu tun, denn manchmal gebietet uns unsere eigene Stimmigkeit, eine unangenehme Entscheidung zu treffen.

- Stimmigkeit berücksichtigt das Ganze, in das man sich selbst natürlich einbezieht.

Beispiel Nachbarschaftshilfe: Die Emotionen haben keine Lust, dem Nachbarn zu helfen; die Moral meint, man sollte es tun. Wenn der Betreffende hinspürt, wird er vielleicht zu dem Ergebnis kommen, dem Nachbarn zu helfen, und er wird es tun, nicht aus moralischen Gründen, sondern weil es für ihn stimmig ist. Er wird sehr viel mehr hinter dem stehen können, was er tut. Für jede Lebenssituation gilt es, die Stimmigkeit, »den Punkt« zu treffen. Stimmigkeit zeigt sich so als eine Haltung, die Ihnen geistigen Frieden beschert.

Ebenso benötigen Sie natürlich eine stimmige Einstellung, wenn Sie einmal leiden oder krank sein sollten. Nachfolgend finden Sie die verschiedenen Haltungen und Worte, die Sie in einer solchen Situation einnehmen und wählen könnten:

- *Rosarote Brille:* »Das macht überhaupt nichts, ich fühle mich trotzdem klasse und Krankheit ist eigentlich egal. Ich denke positiv, also wird schon alles gut werden!«

Mit solch einer Haltung leugnen Sie Ihre wahren Gefühle, verdrängen und werden wahrscheinlich bald desillusioniert sein. Das Denken kommt durch eine solche Haltung nicht in Frieden, es ist nicht ausgewogen.

- *Graue Brille:* »Das ist entsetzlich. Es sollte überhaupt keine Krankheit geben auf diesem Planeten. Bei solch einer Krankheit ist das Leben wirklich nicht mehr lebenswert!«

Diese Haltung dramatisiert und sieht alles im negativen Licht. Auch mit ihr erhalten Sie keinen Frieden, sondern suhlen sich im Drama.

- *Realistische Brille:* »Die Krankheit ist eindeutig unangenehm. Punkt!«

Mit solch einer Haltung wird das, was Sie erleben, ernst genommen. Es wird anerkannt als das, was es ist. Der Verstand, der die Aufgabe hat, den Dingen Namen zu geben, kann sich entspannen, denn er hat die Sache richtig benannt. Und nun kann Heilung erwachsen, da das Denken nicht mehr den Prozess blockiert. Nur aus einer stimmigen Haltung heraus ist Wahrnehmung möglich – und Fortschritt.

Nachfolgend erhalten Sie das ausgefüllte Arbeitsblatt eines Klienten. Dieses soll Ihnen als Anregung dienen, es steht Ihnen natürlich frei, weitere Lebensbereiche hinzuzufügen:

Lebensbereich	Rosarote Einstellung	Graue Einstellung	Stimmige Einstellung
Gesundheit	Ich kann immer und ewig gesund bleiben, egal was ich tue.	Krankheit ist etwas so Schreckliches, ich leide entsetzlich unter ihr.	Krankheit ist unangenehm, aber sie geht vorüber.
Berufliche Situation	Ich bin so gut, ich werde eines Tages Millionär sein und dann sind alle Finanzprobleme sowieso gelöst.	Ich habe mein Leben lang versagt und werde es nie schaffen; am besten, ich beantrage Stütze und verschwinde von der Bildfläche.	Ich heile meine finanzielle Situation, indem ich nicht meine Emotionen, sondern meine innere Stimmigkeit bitte, durch mich zu arbeiten.
Partnerschaftliche Situation	Meine Beziehung gibt mir alles, was ich brauche, und ich lebe auf immer im siebten Himmel.	Meine Beziehung erfüllt nicht meine Bedürfnisse, mir wird immer etwas fehlen und das ist entsetzlich.	Ich erkenne klar, welche Sehnsüchte sich hinter meinen unerfüllten Bedürfnissen verbergen, und gebe mein Bestes.
Das Leben	Das Leben ist ein Zuckerschlecken; diese Welt ist ein Schlaraffenland, ein Paradies.	Ich kann froh sein, wenn ich es einigermaßen schmerzfrei bis zum Ende schaffe.	Das Leben bietet ange nehme und unangenehme Erfahrungen und das ist in Ordnung.

Übung

- Fragen Sie sich einmal: »Wie denke ich über meinen Körper?« Wenn Sie möchten, erweitern Sie diese Übung auf das Thema Partner, Finanzen, Lebensumstände. Schreiben Sie Ihre Gedanken auf. Notieren Sie die rosarote und die graue Brille.
- Dann gehen Sie in Ihre Mitte und nehmen durch das »Eintauchen in den Urgrund des Seins« (siehe S. 17) oder das »Gebet um Intuition« (siehe S. 18) Kontakt mit Ihrer Intuition auf. Bitten Sie darum, dass stimmige Gedanken bezüglich dieser Bereiche in Ihnen aufsteigen. Überprüfen Sie anschließend Ihre Eindrücke anhand des »Wahrnehmens von Energieveränderungen« (siehe S. 20) .

Wann immer Sie schwelgen oder jammern sind Sie nicht mit der Realität verbunden. Indem Sie eine realistische Einstellung zu den Dingen gewinnen und die Dinge richtig benennen, entwickeln Sie eine Haltung, aus der automatisch die stimmigen Worte, Gedanken und Taten erwachsen. Sie werden nicht mehr von unbewussten Paradiessehnsüchten oder Höllenprojektionen bestimmt, sondern sind offen für das Leben wie es ist. Indem Sie zu jedem Lebensumstand die für Sie stimmige Einstellung finden, gewinnen Sie Rückgrat für die Herausforderungen des Lebens.

Psychohygiene

Psychohygiene ist eine weitere ganz entscheidende Hilfe, um die eigene Stimmigkeit und damit das eigene Heilsein zu unterstützen. Sie beginnt damit, dass Sie den Morgen nicht mit den Sorgen von gestern beginnen, sondern, bevor Sie in den Tag starten, in die Stille gehen und aus der Tiefe Ihrer Wahrnehmung auf den vor Ihnen liegenden Tag schauen.

Morgenmeditation

- Nehmen Sie Kontakt auf mit Ihrer Intuition durch das »Eintauchen in den Urgrund des Seins« (siehe S. 17) oder das »Gebet um Intuition« (siehe S. 18).
- Wenn Sie in Kontakt mit Ihrer Intuition sind, dann schauen Sie auf den anstehenden Tag. Nehmen Sie dabei wahr, was an Eindrücken, Gedanken, Impulsen auf Sie zukommt.
- Dann bitten Sie Ihre Intuition, Ihnen zu zeigen, was Sie am Ende des Tages erreicht haben sollten. Dies kann schlichtweg ein Gefühl von Zufriedenheit, aber auch ein ganz konkretes Ziel sein. Geben Sie dieses Ziel gedanklich an Ihre Intuition ab und spüren Sie Dankbarkeit für die Chance des neuen Tages, wieder ein Stück zu wachsen, zu reifen und gesunder, d.h. stimmiger gegenüber dem Leben zu werden.

Die Stille, die Sie in der Morgenmeditation gewinnen, gibt Ihnen eine Tiefe, die dafür sorgt, dass das Tagesgeschehen Sie nicht auffrisst und dass Ihr Immunsystem geschützt ist. Die Morgenmeditation wirkt wie ein tiefes Kiel bei einem aus dem Hafen auslaufenden Schiff, das dafür sorgt, dass die Brandungen des Alltags Sie nicht umwerfen. Wenn Sie ohne Morgenmeditation in den Tag stolpern, ist die Gefahr gegeben, »auf Batterie« zu leben, was sich auf körperliche Schwachstellen auswirken kann. Wenn Sie jedoch die Morgenmeditation betreiben, dann sind Sie gestärkt. Wie sagte einst Bischof Tutu: »Heute habe ich so viel vor, dass ich noch einmal eine Runde beten gehe!«

Ebenso wichtig wie die Morgenmeditation ist es, abends vor dem Schlafengehen in Frieden mit dem abgelaufenen Tag zu kommen.

Abendmeditation

- Nehmen Sie durch das »Eintauchen in den Urgrund des Seins« (siehe S. 17) oder das »Gebet um Intuition« (siehe S. 18) Kontakt mit Ihrer Intuition auf.
- Lassen Sie den Tag vor Ihrem geistigen Auge noch einmal ablaufen. Wenn Dinge auftauchen, die nicht so gut gelaufen sind, dann erleben Sie in Ihrer Fantasie, wie Sie optimal hätten handeln können. Bitten Sie Ihre Intuition, Ihnen das bestmögliche Verhalten zu zeigen. Nun, in der Meditation, haben Sie genug Zeit dafür. Indem Sie bildhaft das optimale Verhalten erleben, bieten Sie Ihrem Unterbewusstsein Alternativen zu dem Erlebten. Und da Ihr Unterbewusstsein nicht unterscheiden kann zwischen Realität und Imagination, wird so das optimale Verhalten in Ihrem Unterbewusstsein eingespeichert. Idealerweise machen Sie dieses Umerleben nicht nur zu einer rein mentalen Angelegenheit, sondern zu einem tiefen Gebet, einer Zwiesprache mit der »einen Kraft«.
- Lösen Sie sich von den Energien, die mit dem Tagesgeschehen zusammenhängen, indem Sie diese an die »eine Kraft« übergeben – also wirklich loslassen. Leben Sie die letzten Minuten vor dem Einschlafen so, als wenn es keine Tagesprobleme gegeben hätte. Dies erfordert eine gewisse Selbstdisziplin in Gedanken, Worten und Taten, ein »Aushebeln«.
- Vielleicht möchten Sie ergänzend ein Gutenachtgebet sprechen. Sie werden mit zunehmender Praxis spüren, dass Ihnen diese immer leichter fällt und Sie immer stärker Stimmigkeit und Frieden und das Getragensein von einer größeren Kraft erleben, im Schlaf wie in Ihrem Alltag.

Das Durchbrechen der »inneren Gewissheit«

Stimmigkeit bedeutet zu akzeptieren, was ist, und aus einem Gefühl von Stimmigkeit heraus stets das Rechte zu tun und dabei mit dem Denken in Frieden zu sein. Wenn Sie diese Stimmigkeit und diesen Frieden bewahren, wird aus Ihrer intuitiven Quelle früher oder später eine einleuchtende »innere Gewissheit« strömen. Diese innere Gewissheit wird Ihnen sehr klar und unmissverständlich Dinge signalisieren, wie zum Beispiel »Du wirst wieder gesund werden«, »Du kannst akzeptieren, dass die Krankheit da ist, aber du brauchst dich nicht damit abzufinden, dass sie bleibt, sie wird verschwinden«, »Die Dinge werden sich positiv entwickeln« usw. Die innere Gewissheit wird Ihr Bewusstsein erreichen. Sie ist in den meisten Fällen nicht durch den Intellekt zu beweisen, aber sie wird sich bewahrheiten. Innere Gewissheit ist das, was die Grenzen des Denkens übersteigt. Sie bricht durch in den Momenten, in denen Ihr Denken in Frieden, Ihre Haltung in der Stimmigkeit verankert ist und Sie tief in sich hineinlauschen.

Die kausale Ebene – Verantwortung für sich selbst übernehmen

Die Kausalebene zu meistern bedeutet, Verantwortung für das eigene Leben zu übernehmen und sich selbst als Ursache zu erleben für das, was ist. Möglicherweise werden Sie sagen: »Diese Krankheit, diesen misslichen Lebensumstand soll ich kreiert haben? Niemals!« Doch wenn Sie die Verantwortung ablehnen, geben Sie damit auch zugleich die Macht ab, an den Dingen etwas ändern zu können. Heilung auf der kausalen Ebene bedeutet also, in sich den Teil zu finden, der den unliebsamen Lebensumstand kreiert hat.

Wir wissen, dass das ganze Universum auf dem Gesetz der Resonanz basiert. Durch unser »Sosein«, unseren »inneren Magnetismus« sind wir viel mehr Schöpfer unserer Lebensumstände, als wir glauben.

Ein Beispiel aus der Praxis soll dies verdeutlichen: Eine Klientin beklagte sich immer wieder darüber, wie anstrengend es sei, ihren kranken Mann zu pflegen, und dass niemand fragen würde, wie es ihr ginge, sondern sich alle nur nach dem Befinden ihres Mannes erkundigten. Wenige Tage später stürzte die Frau

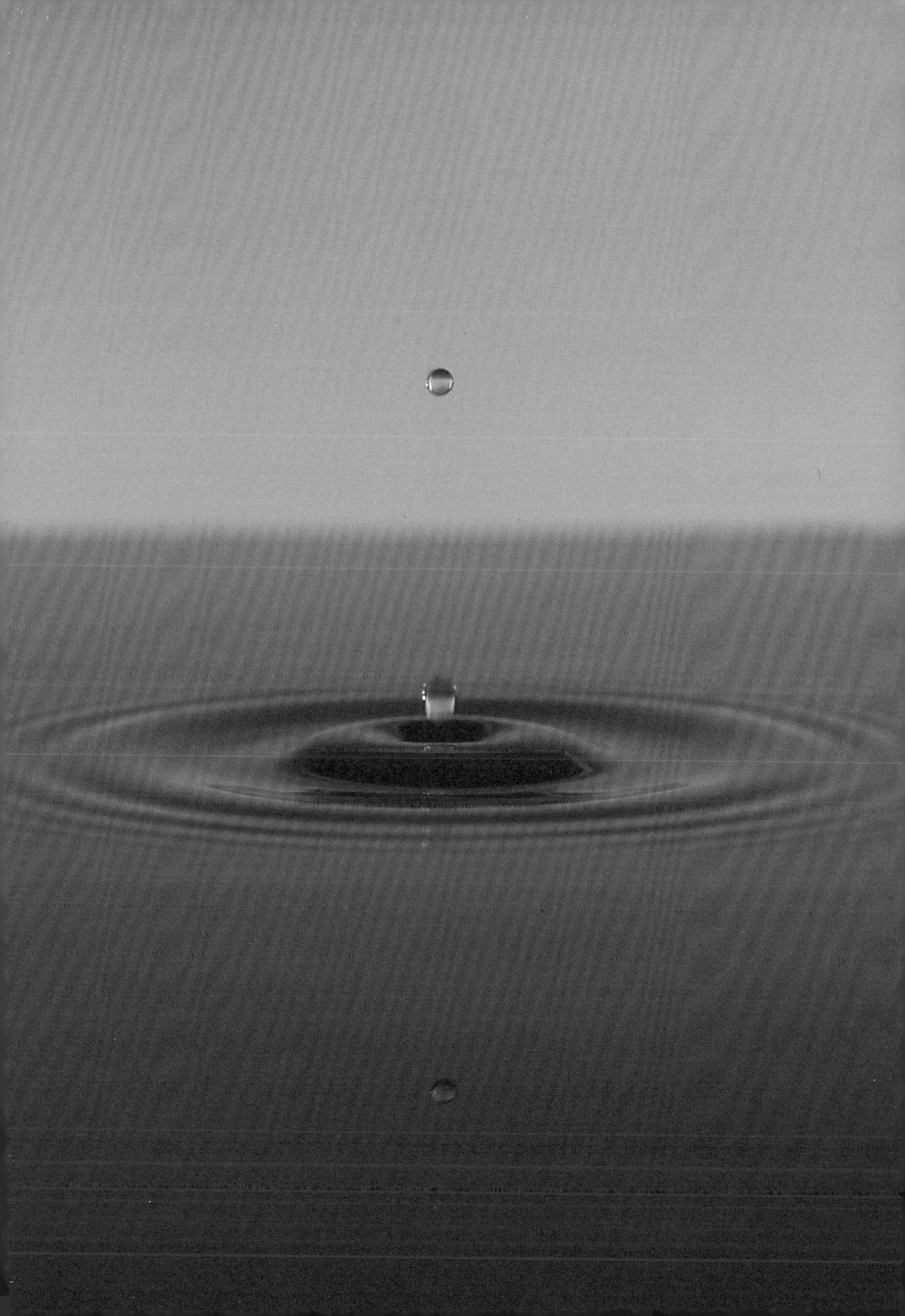

die Treppe hinunter und kam ins Krankenhaus. Nun fragten alle nach, wie es ihr ginge.
Dies ist nur eines von vielen Beispielen dafür, wie wir unsere Lebensumstände und auch unsere Krankheiten unbewusst kreieren. Die Gründe für unsere Kreationen sind in vielen Fällen nicht so offensichtlich, wie in diesem Beispiel. Nachfolgend lernen Sie verschiedene Interventionen aus dem Kausaltraining[33] kennen, das ich zusammen mit Nada gebe, und die geeignet sind, um auf der Kausalebene Heilung zu begünstigen.

Methode 1 – Konzentration auf den erwünschten Endzustand:

1. Beschreiben Sie das Symptom, den unliebsamen Lebensumstand.
2. Beschreiben Sie, wie es ist, wenn das Symptom verschwunden, die Gesundheit wiederhergestellt ist, der unliebsame Lebensumstand sich positiv gewandelt hat.
3. Nehmen Sie Kontakt mit Ihrer Intuition auf durch das »Eintauchen in den Urgrund des Seins« (siehe S. 17) oder das »Gebet um Intuition« (siehe S. 18). Richten Sie anschließend Ihre Aufmerksamkeit auf den erwünschten Endzustand (wenn es geht, für mindestens zwei Stunden).

Vielleicht fragen Sie sich, wie Sie Ihre Aufmerksamkeit auf die Gesundheit richten sollen, wenn Sie sich krank fühlen. Hierzu eine sehr schöne Aussage von Klaus-Dieter Platsch: »Heilsein ist eigentlich eher ein innerer Zustand. Ich kann mich auch als heil empfinden, wenn ich eine Krankheit, ein Symptom oder Schmerzen habe. Heilsein hat mit Ganzsein zu tun ...«[34]. Damit Sie sich auf dieses Heilsein konzentrieren können, obwohl Sie sich gerade krank oder schlapp fühlen, benötigen Sie Ihre Intuition. Diese verbindet Sie mit Ihrem höheren, wahren Selbst, das immer gesund war und es auch immer sein wird. Sie ist quasi die Kupplung, welche Ihnen erlaubt, auf das Fühlen von Gesundheit umzuschalten.

Beispiel eines Klienten:

1. Mir läuft die Nase, ich habe starken Husten, bin erkältet und fühle mich schlapp.
2. Wenn das Symptom verschwunden ist, spüre ich frische Lebensenergie in mir; sie durchdringt und erfüllt mich. Ich strahle vor Gesundheit.
3. Ich richte meine Aufmerksamkeit auf meine Gesundheit.

[33] *Weitere Informationen: www.iadw.com; www.vitanovaprojekt.de*
[34] *Platsch, Klaus-Dieter: Liebe, die größte Heilkraft, in: Iding, Doris: Quellen der Heilung, Stuttgart 2007, S. 53; weitere Informationen unter www.drplatsch.de*

Methode 2 – Auslagern des Problems:

1. Beschreiben Sie das Symptom, den unerwünschten Lebensumstand so präzise wie möglich.
2. Nehmen Sie anschließend Kontakt mit Ihrer Intuition auf durch das »Eintauchen in den Urgrund des Seins« (siehe S. 17) oder das »Gebet um Intuition« (siehe S. 18). Fragen Sie sich: »Welcher Überzeugung müsste ein anderer sein, um (immer wieder) diese Krankheit, diesen unliebsamen Lebensumstand zu erschaffen? Welcher Glaubenssatz muss vorhanden sein, damit dieser Umstand hervortritt?« – Durch die Verlagerung der Aufmerksamkeit auf einen anderen Ist es leichter, zu abstrahieren, zu erkennen, welches Muster dahintersteckt.
3. Stellen Sie fest, wo die Überzeugung bei Ihnen versteckt ist.
4. Welche Glaubenssätze hat jemand anders, der gesund ist bzw. in der Erfüllung lebt?
5. Eruieren Sie, welchen Glaubenssatz Sie annehmen und in Ihrem Leben ausdrücken müssen, um Gesundheit, bzw. den hilfreichen Lebensumstand hervorzubringen.

Nicht immer können wir leicht erkennen, welche Überzeugungen jemand anders haben könnte, der das gleiche Symptom hat wie man selbst. Dafür ist es erforderlich, sich in den anderen hineinzufühlen und seine Gedanken zu lesen. Ihre Intuition, welche die Verbindung zu Ihrem überpersönlichen Selbst herstellt, ist Ihnen gerne dabei behilflich und liefert Ihnen auch die gewünschten Informationen. Um annehmen zu können, dass offenbar auch Sie selbst vergleichbar ungesunde Grundüberzeugungen haben müssen, weil Sie sonst ja nicht dieses Symptom hätten, benötigen Sie eine gewisse Demut. Auch hier hilft Ihnen die Intuition. Falls Sie in sich Widerstand spüren und das Ego sich vordrängen sollte, probieren Sie doch einmal das nachfolgende Gebet des heiligen Franziskus:

»Herr, mache mich zum Werkzeug Deines Friedens, dass ich Liebe bringe, wo man hasst; dass ich Versöhnung bringe, wo man sich verletzt; dass ich Einigung bringe, wo Zwietracht herrscht; dass ich den Glauben bringe, wo Zweifel quält; dass ich die Hoffnung bringe, wo Verzweiflung droht; dass ich die Freude bringe, wo Traurigkeit ist; dass ich das Licht bringe, wo Finsternis waltet. O Herr, hilf mir, dass ich nicht danach verlange, getröstet zu werden, sondern zu trösten; verstanden zu werden, sondern zu verstehen; geliebt zu werden, sondern zu lieben.« Spüren Sie, wie durch dieses – oder ein anderes Gebet Ihrer Wahl – die Blockade gegen Ihre Intuition verschwindet.

Auch bei Punkt 4 und 5 bitte ich meine Intuition, mir die richtigen Antworten zu geben, und überprüfe diese durch die Methode des »Wahrnehmens von Energieveränderungen« (siehe S. 20).

Soweit es um das Annehmen positiver Glaubenssätze geht, sollten diese realistisch sein. Wenn Sie einen positiven Glaubenssatz formulieren, den Sie nicht glauben können, dann erzeugen Sie dadurch eine negative Vibration, weil Ihre Gefühle Ihren Gedanken entgegenstehen; Konsequenz: Der positiv gedachte Glaubenssatz macht krank. Wichtig ist also, darauf zu achten, dass der Glaubenssatz in Ihnen automatisch ein positives Gefühl der Zustimmung auslöst, so als würde eine Last von Ihren Schultern abfallen.[35]

Beispiel eines Klienten:

1. Ich habe Gliederschmerzen, einen Druck auf Herz und Leber, einen viralen Infekt und kann nachts nicht schlafen.
2. Es müsste sich um einen Menschen mit einem schwachen Immunsystem handeln. Der Glaubenssatz ist: »Ich bin den Reizen der Welt hilflos ausgeliefert!«
3. Ich erkenne, dass ich mich meinem Partner, seinem Ärger, seinen Vorstellungen hilflos ausgeliefert fühle, ohne Abwehr gegen Übergriffe.
4. Sein körperliches, mentales, emotionales Immunsystem ist stark, klug und erkennt klar, was aufzunehmen ist und was draußen bleiben soll.
5. Mein wahres Wesen ist souverän, frei, autoimmun und steht in seiner Kraft. Ich bin von der Schöpfung dazu berufen, in meiner Kraft zu sein – ohne faule Kompromisse. Ich bin auf dem Weg, gesund, stark, frei und unabhängig zu sein, auch von äußeren Reizen und von meinem Partner.

Methode 3 – Heilung durch die Rücknahme von Urteilen:

Wie wir bereits erkannt haben, ist das Loslassen von Widerstand gegen das Unerwünschte Voraussetzung dafür, dass es sich auflösen kann. Die nachfolgende Übung zeigt, wie durch die Rücknahme von Urteilen Wandlung entsteht – von Krankheit zu Gesundheit, von unerwünschten zu erwünschten Lebensumständen.

[35] *Eine sehr gute Ausarbeitung über die Arbeit mit Glaubenssätzen finden Sie in dem Buch von Losier, Michael: Das Gesetz der Anziehung, München 2007 und in dem Buch des Krebsarztes Simonton, Carl: Wieder gesund werden, Reinbek 2001*

1. Definieren Sie das Thema/Problem genau.
2. Akzeptieren Sie die Tatsache, dass das Symptom vorhanden ist, z. B. dass der Körper krank ist bzw. der Lebensumstand unerfreulich ist.
3. Nehmen Sie Ihr Urteil weg, z. B. über Ihren Körper, dass er nicht in Ordnung ist, bzw. den Lebensumstand, dass er nicht so ist, wie Sie ihn gerne hätten. Sollten Sie Schwierigkeiten damit haben, Ihr Urteil loszulassen, sollten Sie zumindest dem Leben/dem Körper vergeben, dass das Symptom vorhanden ist, z. B. durch radikale Vergebung nach Tipping.[36]
4. Nehmen Sie Kontakt auf mit Ihrer Intuition durch das »Eintauchen in den Urgrund des Seins« (siehe S. 17) oder das »Gebet um Intuition« (siehe S. 18). Mithilfe Ihrer Intuition erleben Sie vor Ihrem geistigen Auge, dass das Muster, das die Krankheit/den unliebsamen Lebensumstand geschaffen hatte, sich auflöst und geht. Sie können dies noch unterstützen, indem Sie sich hinsetzen und Loslassformeln aussprechen, beginnend mit: »Ich lasse los …« Wichtig ist es vor allem, dass Sie dabei die energetischen Veränderungen wahrnehmen. Sie bleiben in Kontakt mit diesem Prozess, bis Sie die Auflösung fühlen können.
5. Sie bleiben in Kontakt mit Ihrer Intuition und ersetzen das, was Sie losgelassen haben (Krankheit, Mangel), durch Gesundheit/Fülle; Sie erfüllen den durch das Loslassen (Punkt 4) frei gewordenen Raum mit der Qualität, die hier stimmig ist, Gesundheit, Erfüllung. Dies tun Sie, indem Sie die Qualität, die Sie haben möchten, fühlen (siehe dazu auch den Kommentar zu Methode 1). Sie bleiben in dem gedanklichen Prozess, bis Sie fühlen, wie Sie das Neue ausfüllt.

Der Kontakt zur Intuition in Punkt 4 und 5 ist entscheidend für das Gelingen dieser Technik. Ohne Verbindung zu Ihrem größeren Selbst ist ein Loslassen nicht möglich, weil Sie irrtümlicherweise glauben, dass Sie das Symptom sind. Ein Problem kann aber nie auf der Ebene gelöst werden, auf der es entstanden ist. Sobald Sie jedoch mit Ihrer Intuition verbunden sind, erleben Sie, wie durch Sie selbst das Loslassen geschieht.

[36] *Siehe auch Tipping, Colin: Ich vergebe, Bielefeld 2004*

Beispiel eines Klienten:

1. Mein Körper hat Gliederschmerzen.
2. Ich akzeptiere, dass dies momentan so ist.
3. Ich nehme mein Urteil darüber weg, dass es schlecht sei, wenn der Körper krank ist.
4. Ich erlebe, wie die krank machenden Energien in meinem Körper sich auflösen.
5. Ich ersetze die krank machenden Energien durch gesunde, vitale, erfüllende Energien.

Methode 4 – Heilung durch Dankbarkeit:

Dankbarkeit ist eine Energie, eine Haltung, die Sie aufrechterhalten können ungeachtet der Lebensumstände. Das Besondere dabei ist: Dankbarkeit besitzt eine positiv verwandelnde Kraft aus sich selbst heraus. Dankbarkeit schafft Heilung. Dies ist genau die gegenteilige Haltung zu den Verurteilungen, mit denen wir uns häufig selbst das Leben schwer machen. Sie können die »Energie der Dankbarkeit« auf die Bereiche lenken, welche der Heilung oder Erfüllung bedürfen. Das Prinzip ist recht einfach:

1. Denken Sie an etwas, für das Sie ehrlichen Herzens dankbar sind. Fühlen Sie die Dankbarkeit, die dabei in Ihnen aufsteigt.
2. Fühlen Sie nun die gleiche Dankbarkeit, aber ohne Grund, einfach nur als Energie
3. Nehmen Sie Kontakt auf mit Ihrer Intuition durch das »Eintauchen in den Urgrund des Seins« (siehe S. 17) oder das »Gebet um Intuition« (siehe S. 18). Lenken Sie die Dankbarkeit, die Sie weiterhin fühlen, auf den Bereich in Ihrem Körper, der Heilung benötigt, bzw. auf den Lebensbereich, der Erfüllung sucht. Sollte Ihnen dies schwerfallen, richten Sie erst einmal Ihre Dankbarkeit auf neutrale Dinge, wie z. B. einen Baum, den Himmel, einen See, und lernen Sie so – mithilfe Ihrer Intuition – die Energie der Dankbarkeit zu steuern.

Bei dieser Übung ist es wichtig, dass Sie die Energie der Dankbarkeit nicht auf die Krankheit lenken, sondern auf den Körperbereich/das Thema, der/das Heilung braucht. Sie lenken die Energie der Dankbarkeit also nicht auf die Magengeschwüre, sondern auf den Magen, nicht auf die Gelenkabnutzung, sondern auf die Gelenke, nicht auf die Armut, sondern auf den materiellen Bereich usw.

Beispiel eines Klienten:

1. Ich bin dankbar für die Liebe meiner Eltern und Geschwister zu mir.
2. Ich fühle diese Dankbarkeit als eine Weite im Herzen.
3. Ich lenke diese Dankbarkeit auf meinen Körper und danke meinem Körper, dass er existiert, dass er stets sein Bestes gibt. Ich lenke die Dankbarkeit insbesondere auf den Bereich meines Körpers, der mich gerade beschäftigt.

Methode 5 – Umziehen im Gehirn:

Wie die moderne Hirnforschung heute weiß, hat jeder Gehirnbereich bestimmte Aufgaben. Nada betont in unseren gemeinsamen Kausaltrainings immer wieder: » Wer krank ist, der wohnt geistig in dem Gehirnareal, in dem die Krankheit sitzt; er sollte ›umziehen‹ in das Gehirnareal, in dem Gesundheit gefühlt und aufrechterhalten wird. Loszulassen ist ›der Kranke‹ und anzunehmen ist ›der Gesunde‹.«

Übung

- Nehmen Sie Kontakt mit Ihrer Intuition auf durch das »Eintauchen in den Urgrund des Seins« (siehe S. 17) oder das »Gebet um Intuition« (siehe S. 18).
- Nehmen Sie mithilfe Ihrer Intuition wahr: »Wie geht es dem Gesunden in mir? Wie fühlt und lebt der Gesunde in mir? Kann ich die neue, gesunde Identität fühlen?« Bitten Sie Ihre Intuition, Ihnen die richtigen Informationen dafür zuzuführen, fühlen Sie hin und überprüfen Sie Ihre Wahrnehmung durch die Methode des »Wahrnehmens von Energieveränderungen« (siehe S. 20).

Ihr wahres Selbst, Ihr unendliches Bewusstsein, kennt keine Krankheit. Loslassen bedeutet, sich zu erinnern, wer man ist, und zu erkennen: »Das Kranke gehört nicht zu meinem wahren Wesen!« Das bedeutet: Werden Sie eins mit dem Gesunden in sich, selbst wenn Sie scheinbar krank sind.

Übung

- Verbinden Sie sich mit Ihrer Intuition durch das »Eintauchen in den Urgrund des Seins« (siehe S. 17) oder das »Gebet um Intuition« (siehe S. 18).
- Halten Sie so lange die neue, gesunde Identität im Bewusstsein, bis Sie Freude und Dankbarkeit im Inneren darüber spüren.

Methode 6 – Heilen durch Ilahinoor:

Schon in früheren Zeiten wurde die Energie »Ilahinoor« für persönliche Weiterentwicklung und Transformation verwendet. So stand sie zum Beispiel im alten Reich der Ägypter für Einweihungen zur Verfügung und auch in der Sufi-Tradition finden sich Hinweise darauf, dass diese Energieform dort bekannt war.

Es handelt sich hierbei um eine alte Heilungstechnik, die von Kiara Windrider im Jahr 2006 wiederentdeckt und auch von Nada in unseren gemeinsamen Kausaltrainings vorgestellt wird. »Der Name Ilahinoor (gesprochen: Ilahinur) kommt aus dem Türkischen und bedeutet ganz einfach ›göttliches Licht‹ ... Durch den Einfluss von Ilahinoor findet eine Verbindung zwischen dem Unterbewusstsein und dem höheren Selbst (der Seele) statt.«[37]

Durch Ilahinoor kommen Blockaden und Hindernisse, die der eigenen persönlichen und spirituellen Entwicklung im Wege stehen, ans Licht und werden aufgelöst. Auch überflüssige und schädigende Glaubenssätze können ins Bewusstsein kommen und dann verändert oder losgelassen werden.

Ilahinoor ist relativ einfach, sollte aber durch ein Seminar im Detail studiert werden. Nachfolgend die Kurzfassung:

[37] *Siehe auch www.ilahinoor.de*

1. Setzen Sie sich mit Ihrem Partner/besten Freund zusammen.
2. Nehmen Sie mithilfe des »Eintauchens in des Urgrund des Seins« (siehe S. 17) oder des »Gebets um Intuition« (siehe S. 18) Kontakt auf mit Ihrer Intuition.
3. Die Hände Ihres Partners/besten Freundes berühren Ihre Schläfenlappen. Währenddessen denken Sie an all das, was Sie gerade loslassen möchten, z. B. Krankheit, Mangel etc.
4. Anschließend berührt eine Hand Ihres Partners/besten Freundes Ihre Stirn (quer) und die andere die »Gehirnknöpfe« am hinteren Schädel (die zwei Ecken rechts und links am Hinterkopf, etwa in Augenbrauenhöhe, die etwas herausstehen), während Sie an Ihren erwünschten Endzustand denken: Gesundheit, Erfüllung, Freude …

Die spirituelle Ebene – im Gebet Heilung finden

Heilen auf der spirituellen Ebene bedeutet, sich der spirituellen Energie hinzugeben, die in uns allen lebt. In der Krankheit oder wenn sich die Dinge scheinbar gegen uns entwickeln, besteht die Gefahr, sich zu verschließen – insbesondere gegenüber den höheren/umfassenderen Energien. Wenn wir uns aber von Gott/der universellen Energie abwenden, dann kann Gott/die universelle Energie nichts dafür, er/sie kann uns nicht einmal helfen, weil wir uns ihm/ihr versagt haben, also selbst zum Hindernis geworden sind. Heilen auf der spirituellen Ebene bedeutet also, sich wieder für diese Ebene zu öffnen und mit der Quelle allen Seins in Kontakt zu kommen.

Der Geistheiler Bruno Gröning, bekannt für seine Gottergebenheit, drückte diese universelle Heilkraft auf der spirituellen Ebene nach seinem eigenen christlichen Verständnis aus: »Es hilft, es heilt die göttliche Kraft!« Bruno Gröning verglich den Menschen mit einer Batterie. Im täglichen Leben gibt jeder Kraft ab. Jedoch wird die benötigte neue Lebensenergie oft nicht mehr ausreichend aufgenommen. Ebenso wie eine leere Batterie nicht funktionstüchtig ist, kann ein kraftloser Körper seine Aufgaben nicht erfüllen. Abgespanntheit, Nervosität, Lebensängste und letztlich Krankheit sind die Folgen. Das Ziel Grönings war es, einen Kranken zu einem lebensfrohen Menschen zu machen, der frei von körperlichen und seelischen Belastungen ist.[38] Andere Heiler haben eine ähnliche Intention: »Heilung ist ein Weg,

[38] *Weitere Informationen: www.bruno-groening.de*

aber es ist sicher auch ein Geschenk, wenn Heilung geschieht. Ich fühle eine tiefe Demut gegenüber jeder Heilung. Ich würde mir nicht anmaßen zu sagen, dass ›ich‹ jemanden heile, sondern Heilung geschieht. Heilung ist ein Geschenk, das durch mich und durch den Patienten in diesem Leben passieren darf.«[39]

Um sich wieder aufzuladen, sollte der Mensch die göttliche/universelle Energie, den »Heilstrom«, aufnehmen. Dabei sitzt der Klient, die Hände sind geöffnet. Arme und Beine sind nicht verschränkt, um das Fließen des Heilstroms nicht zu unterbinden. Gedanken an Krankheit und Sorge wirken hinderlich, Gedanken an etwas Schönes hingegen sind hilfreich. Wenn der Heilstrom durch den Körper fließt, stößt er auf die Organe, die durch Krankheit belastet sind, und beginnt dort seine reinigende Wirkung. Dabei kann es zu Schmerzen kommen, die ein Anzeichen für die Reinigung sind. Da die Krankheit ihrem Wesen nach nicht zu unserem wahren (göttlichen) Wesen gehört, wird sie nach und nach beseitigt. Dies kann in einzelnen Fällen auch spontan geschehen. Hierzu ist es notwendig, dass sich der Mensch nicht mehr gedanklich mit der Krankheit beschäftigt, sondern daran glaubt, dass es für Gott/die universelle Energie kein »unheilbar« gibt. Um auch weiterhin gesund zu bleiben, stellen sich Menschen, die in einem Heilkreis beten, täglich auf den Empfang des Heilstroms ein. Der gesunde Körper bildet die Grundlage für ein Leben in Einklang mit sich selbst, den Mitmenschen und der Natur. Im Gebet lassen Sie alles los, was Sie belastet, geben es ab an die höhere Instanz/universelle Energie (diesen Vorgang können Sie mit den Worten »Ich lasse los …« begleiten) und nehmen dafür alles an, was Ihnen guttut (unterstützt z. B. durch die Worte »Ich nehme auf …«).

Immer wieder wird uns von Wunderheilungen berichtet, welche im Gebet, an Kraftorten, Pilgerstätten oder in tiefer Versenkung geschehen sind. Andere Menschen haben eine gestörte Beziehung zum Gebet, weil sie es als Kinder als sinnentleertes Ritual, als religiöse Pflichtübung erlebt haben. Negative Glaubenssätze wie »Beten hilft doch nicht«, »Gott hört mich nicht«, »Es gibt keinen Gott« usw. sollten aufgelöst werden, weil sie das Herz gegenüber dieser größeren Energie verschlossen und dadurch die Krankheit am Leben halten.

Ein Gebet ist nichts anderes, als Gedanken des Heils, aufgeladen mit der höchsten Kraft des Universums, zu spüren. Ein Gebet ist zudem die intimste

[39] *Layena Bassols Rheinfelder in einem Vortrag vom 12.1.08 in Inning*

Begegnung mit der göttlichen Quelle. Die Kraft des Gebetes lässt sich fühlen. Wer bereits in Zeiten der Gesundheit erfahren hat, wie beseligend ein Gebet sein kann, der tut gut daran, sich diese Erinnerung auch im Falle der Krankheit ins Bewusstsein zu rufen.

Zur Einstimmung auf Ihr Heilgebet ist es hilfreich, heilige Gesänge zu praktizieren aus der Tradition, die Ihnen am nächsten steht. Durch das Singen öffnen sich Herz und Kehle, das Gebet bekommt Kraft. In alten Schriften wird davon gesprochen, »inbrünstig« zu beten, das heißt nicht »laut« oder »mechanisch«, sondern einfach »intensiv«, aus voller Brust. Diese Intensität des Gefühls beim Beten wird in der modernen Wissenschaft auch als »plasmatisches Strömen« bezeichnet. Das Strömen wird durch das Gebet »entfacht« wie ein kaltes Feuer und es richtet sich in einem kräftigen »Wind« nach oben.

Sensitive Menschen erleben ihr Gebet oftmals in Verbindung mit der Erfahrung von Licht, innerem Klang, einem Gefühl von Seligkeit und Angenommensein. Es ist spürbar, wenn »die andere Seite« antwortet, unser Gebet erhört wird. Für die nachfolgende Übung eignet sich aufbauende klassische oder sakrale Musik als Hintergrund.[40]

[40] *Z. B. die CD mit Filmmusik von Pesch, Burkhard: Der Wunderapostel*

Heilgebet

- Begeben Sie sich in den Pharaonensitz. Die nach oben geöffneten Hände liegen auf den Knien oder dem Tisch. Denken Sie zunächst an etwas Schönes. Das kann ein beseligender Augenblick in der Natur, die Begegnung mit einem geliebten Menschen, eine Erfahrung tiefen Einsseins mit sich selbst o. Ä. sein.
- Nehmen Sie anschließend durch das »Eintauchen in den Urgrund des Seins« (siehe S. 17) oder das »Gebet um Intuition« (siehe S. 18) mit Ihrer Intuition Kontakt auf.
- Dann sagen Sie laut oder leise: »Ich bitte den Heilstrom zu fließen!« Spüren Sie, wie ein heilender Strom Ihren ganzen Körper durchdringt. Spüren Sie, wie der Heilstrom zu allen Körperbereichen in Ihnen findet, Sie komplett erfüllt.
- Bleiben Sie im Spüren. Sind irgendwo Blockaden oder Widerstände gegen dieses Strömen? Öffnen Sie sich und lassen Sie, soweit es Ihnen möglich ist, diese Widerstände los. Bitten Sie Ihre Intuition, Ihnen dabei zu helfen.
- Dann bitten Sie (laut oder leise) um Heilung in verschiedenen Lebensbereichen: Gesundheit, Beziehung, Beruf usw. Sagen Sie: »Ich bitte um …« oder »Hier ist eine Schwierigkeit … – ich bitte um Heilung bzw. die bestmögliche Lösung für …« und dann sprechen Sie aus, was Ihnen ein besonderes Anliegen ist. Benennen Sie nach dem ersten Halbsatz genau, worin die Schwierigkeit liegt, und geben Sie den Wunsch nach Lösung ab an die höhere/umfassendere Instanz, Ihr wahres Selbst.
- Gehen Sie anschließend in die Stille und spüren Sie, wie heilende Energie fließt.

Beim Heilgebet verdrängen Sie Krankheit, Schmerzen und Leiden nicht, sondern verwandeln sie in heilende Energie. Öffnen Sie Ihr Herz, haben Sie Mitgefühl für sich selbst und praktizieren Sie regelmäßig Ihre Heilgebete. Benennen Sie die Krankheit, das Problem, die unangenehmen Lebensumstände und bitten Sie um Heilung. Sie brauchen nicht alles allein zu schaffen – Sie werden vom Ganzen geliebt.

Wenn Sie ein Gebet um Heilung sprechen, dann sollte es keine »Forderung an Gott« enthalten – denn Gott ist nicht Neckermann und das Gebet ist kein Warenbestellschein. Es geht darum, Heilung zu erlangen, nicht sie zu verlangen. Die universelle Energie hört nicht auf

Forderungen. Ein indisches Sprichwort sagt: »Gott hört das flüsternde Gebet einer Ameise eher als das Trompeten eines wild gewordenen Elefanten!«

Lassen Sie deshalb auch die Vorstellung darüber los, wie Gott/die universelle Energie Ihr Gebet erhören wird. Es kann sein, dass Sie erst einmal eine neue Einstellung zu Ihrer Gesundheit/der Krankheit gewinnen oder auch dass die Umstände, z.B. die Gesundheit, sich dramatisch verbessern. Wenn Sie das, was Sie belastet, Gott/der universellen Energie übergeben, können Sie sicher sein, dass das geschieht, was für Sie das Beste ist.

Beten Sie auch, um einen anderen Menschen oder eine Situation zu segnen oder zu verbessern. Dadurch verlassen Sie automatisch auch den Einflussbereich des Ego und verbinden sich mit dem größeren Selbst. Alles, was Sie ehrlichen Herzens segnen, wird Ihnen zum Segen und ist dadurch gesegnet. In dem Fall sagen Sie: »Ich bitte um Segen für ...«, »Ich segne ...« oder »Ich bitte um Heilung und vollständige Gesundheit für ...«.

Sogar Menschen oder Umstände, die Ihnen bisher Schwierigkeiten bereitet haben, werden Ihnen früher oder später zum Vorteil, wenn Sie sie im Gebet ehrlichen Herzens segnen. Am besten sprechen Sie die Selbstheilungssätze und die Segnungssätze intuitiv und erleben, wie Ihr innerer Kanal sich öffnet und die richtigen Sätze aus Ihrer Intuition heraus gebildet werden. Spirituelle Heilung bedeutet in letzter Konsequenz, Ihr ganzes Leben in die Hände der »einen Kraft« zu legen.

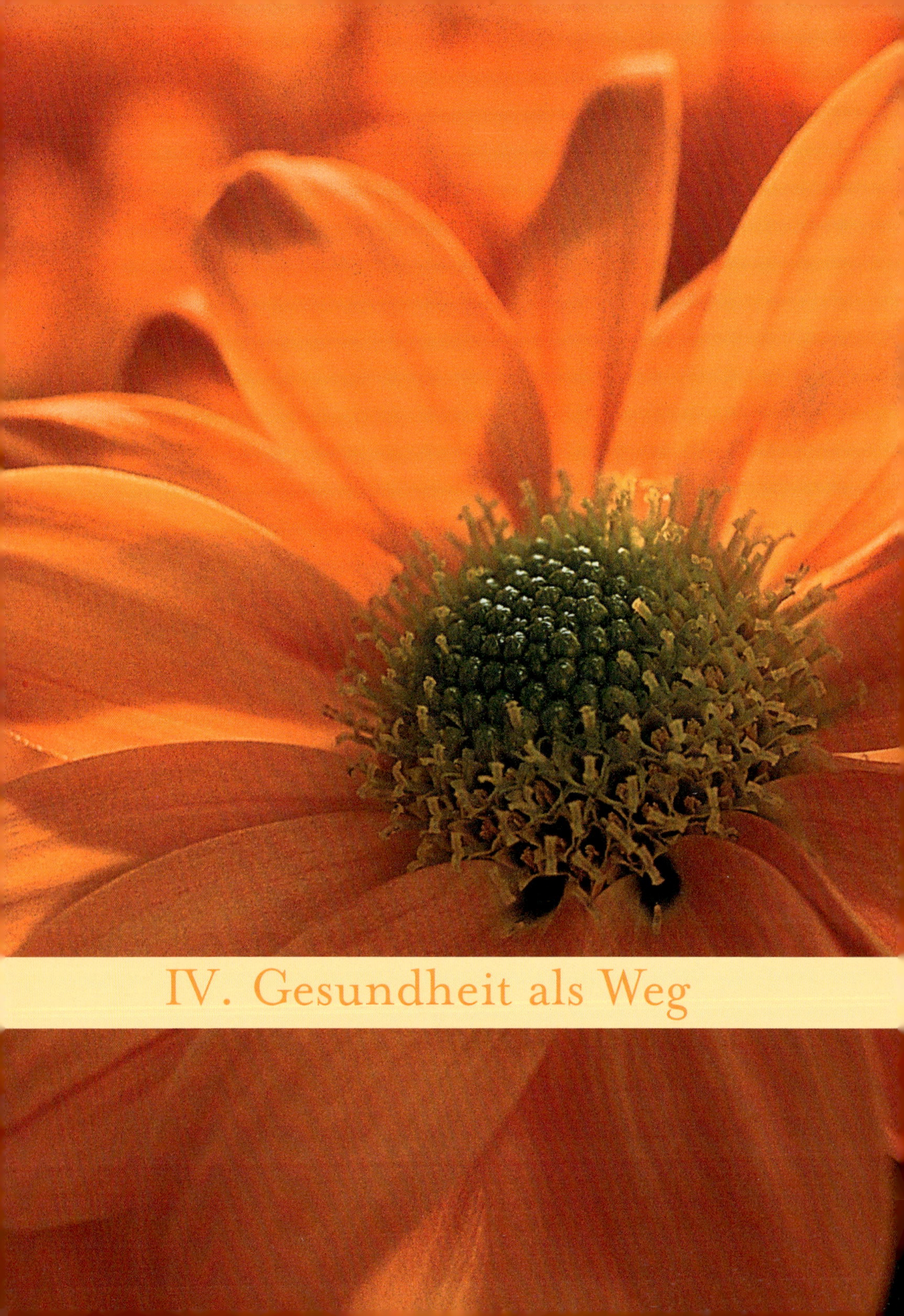

IV. Gesundheit als Weg

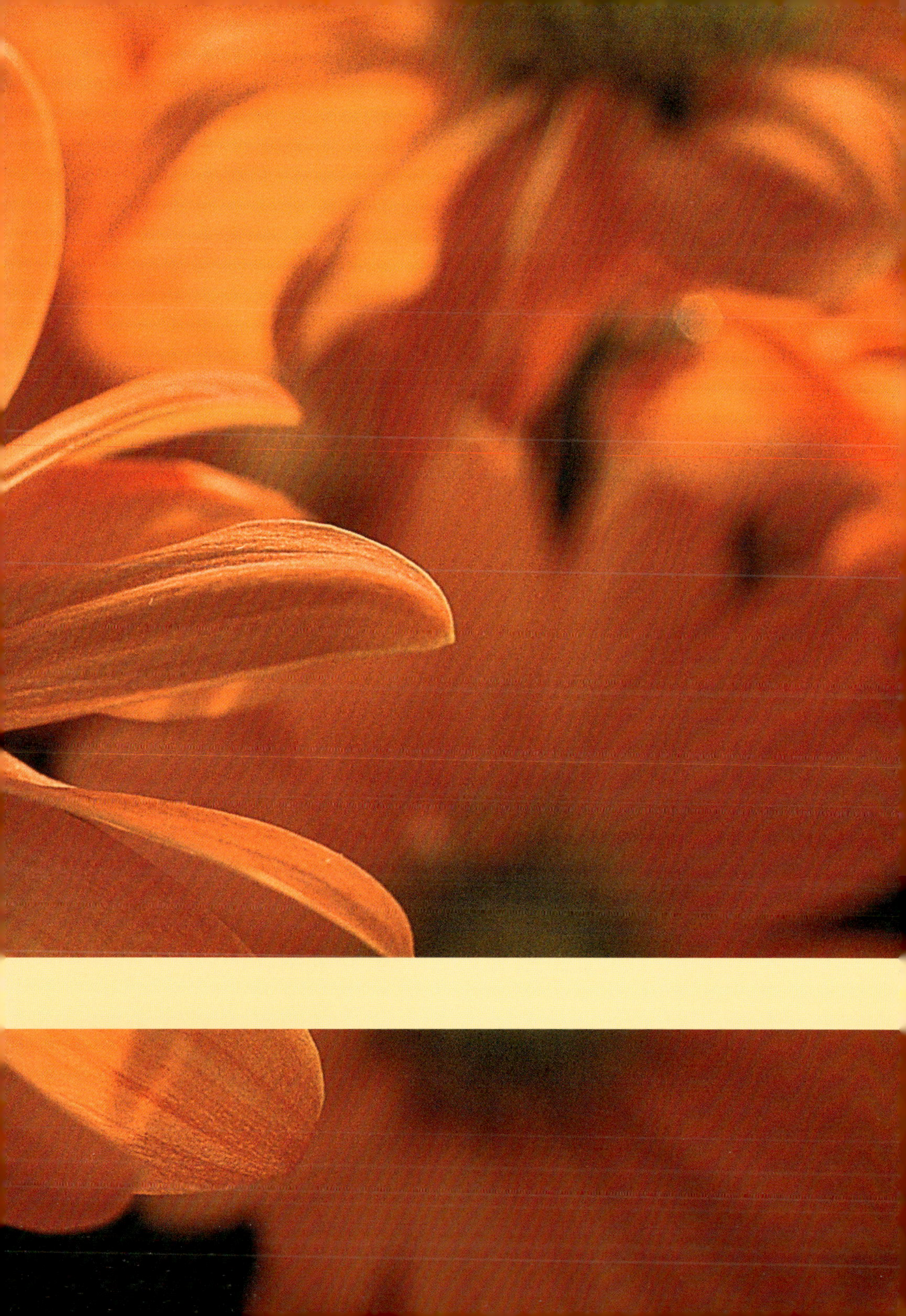

Empfinden bedeutet »in sich finden«

Jeder Mensch ist ein komprimierter Ausdruck des »einen kosmischen Bewusstseins«. Wenn wir in unsere eigene Tiefe gehen, werden wir in uns den ganzen Kosmos entdecken. In der Tiefenstruktur unserer Körperzellen, im Innersten der Zelle selbst ist alles Wissen gespeichert, über unsere Gesundheit, über unseren rechtmäßigen Platz im Kosmos und über die Fürsorge des Ganzen für uns. Darum ist es so wichtig, immer wieder in den »Urgrund des Seins« einzutauchen.

Das Wissen um unser Heilsein, das wir suchen, finden wir in unserem eigenen Körper. Das Empfinden für das Stimmige ist uns in das Innerste unserer Zellen mitgegeben. Das bedeutet: Bei der Suche nach Heilung sind wir nicht mit etwas »da draußen« in Kontakt, sondern mit dem tiefsten Körperwissen in uns. Die gesammelten Menschheitserfahrungen, soweit sie harmonisch sind, unsere persönliche Bestimmung, unser Dharma, wie auch das, was für uns Gesundheit bedeutet, ist in unserem Zellbewusstsein gespeichert. Wir werden den Kosmos vielleicht niemals im Außen erforschen, aber das kosmische Wissen ist in uns selbst und seine Information kann durch Verinnerlichung abgerufen werden. Nicht nur die größte Kraft des Universums, auch das größte Heilwissen ist also im Menschen selbst versteckt. Wenn wir nach dem Heilwissen in uns selbst suchen, wird sich die Tür zu unserer inneren Wahrheit auftun. Heilung durch Intuition bedeutet, dieses tiefste innere Wissen zu spüren, auszudrücken und zu leben.

Um unsere Intuition wahrnehmen zu können, benötigen wir die Fähigkeit, tief in uns hineinzufühlen, quasi zu fühlen, ohne zu denken. Es ist das Heilungs-Empfinden in uns, das wirkliche Heilung auslöst. Das bedeutet: Wir haben die Aufgabe, unser Tagesbewusstsein zu nähren, indem wir unser eigenes verschüttetes Urwissen durch Verinnerlichung unserer eigenen Tiefe, der Zellinformation, emporholen, so wie wir Wasser aus einem tiefen Brunnen schöpfen. In dem Wort »Empfindung« steckt das Wort »finden« verborgen, es ist ein »In-sich-Finden«.

Menschen, welche auditiv begabt sind, können auch, statt in sich hineinzuspüren, nach innen lauschen und besagte Information wie ein »Echolot« widerhallen spüren. Dem Wissen, das nach innen hin stimmig klingt, gilt es zu folgen, dem Unstimmigen gilt es, nicht zu folgen.

So wie der Durstige sich zum Wasser herabbeugt, um von ihm zu trinken, so können wir in die eigene Tiefe eintauchen, um unsere Gesundheit zu finden. Verschiedene Kommentare zum Weisheitsbuch des I Ging, speziell zum Hexagramm 48 (»Der Brunnen«) veranschaulichen, dass unser Bewusstsein Tiefe braucht, um zur stimmigen Empfindung zu gelangen, so wie ein Seil lang genug sein muss, damit der Becher tief genug in den Brunnen hineinreichen kann.

Wenn wir den Mut aufbringen, in der eigenen Tiefe zu forschen, zu verharren und Wahrheit zu finden, erleben wir eine tiefe Stimmigkeit, ein tiefes »Bei-sich-selbst-angekommen-Sein«, oft verbunden mit einem erkennenden Schweigen. Unser »In-die-Tiefe-Gehen« öffnet die Tür. Vorher war unsere Stimmigkeit unfühlbar, starr, wie hinter Plexiglas verborgen. Durch das Eintauchen erkennen wir, dass wir auf die lauten, bewertenden und sich ständig wiederholenden, bohrenden Fragen in unserem Kopf eine gute, die einzige Frieden spendende Antwort haben: Nicht denken, sondern in die Tiefe gehen, innehalten, empfinden! Das Trainieren der eigenen Empfindung, das Eintauchen in den Urgrund des Seins kann Ihnen niemand abnehmen.

Es geht bei diesem In-sich-Hineinspüren/Hineinhören/Hineinfinden nicht um angenehm oder unangenehm, auch nicht um moralisch oder amoralisch, normal oder unnormal, sondern nur um die immer wieder erwähnte Unterscheidung zwischen stimmig oder unstimmig. »In sich finden« bedeutet, es aufzugeben, blind Antworten zu übernehmen und damit anderen Personen Autorität zu verleihen, und stattdessen das eigene Empfinden als Maßstab zu nehmen und weiter die Kontaktaufnahme mit dem Urgrund des Seins zu trainieren. Nicht vorgefertigte Meinungen und Vorstellungen, wie die Dinge sein sollten, bestimmen Ihre Gesundheit, sondern die in Meditation und Gebet gelernte Offenheit, Unschuld und Sicherheit, stets im Hier und Jetzt dem eigenen Empfinden vertrauen zu können.

Wir brauchen keinen äußeren Maßstab dafür, um dies zu erkennen. Ein Heiler mag Licht in unser Bewusstsein bringen, damit wir die Wahrheit besser erkennen können, doch das Wissen liegt im Innersten unserer Zelle selbst. Jeder Mensch verfügt über ein inneres Wissen darüber, was stimmig für ihn ist und was das Leben in der jeweiligen Situation von ihm erwartet, wie er optimal in Zeit und Raum navigieren kann. Dieses Wissen gilt es anzuzapfen. Der eigene Körper besitzt die Fähigkeit zu empfinden, was harmonisch ist.

Wenn wir mit einem vorurteilsfreien Bewusstsein empfinden und uns nicht scheuen, in die Dunkelheit des Nichtwissens einzutauchen, erfahren wir in jedem Augenblick das Wissen der Tiefe, welches stets aufs Neue das Licht der Erkenntnis und damit die Stimmigkeit anzieht. Sobald wir uns das, was stimmt, zum Maßstab machen und nicht mehr die Erwartungen, Projektionen anderer oder gelernte Glaubenssätze oder Muster, beginnen wir von innen her zu heilen.

Jeder Mensch besitzt in sich dieses »innere Radarsystem« bzw. »Echolot«, das ihm in jeder Situation und bezüglich jedes Organs und auch jedes Lebensthemas sagen kann, was stimmig und was unstimmig ist.

Krankheit und Mangel haben die Aufgabe, uns auf unsere eigene Tiefe zurückzuweisen. Wenn wir lediglich das Symptom beseitigen, unser Empfinden jedoch nicht weiter kultivieren, wird die Krankheit sich an anderer Stelle Ausdruck verschaffen.

Natürlich ist es wichtig, sich durch Symptombehandlung erst einmal so weit helfen zu lassen, dass wir die Kraft haben, zu beten bzw. zu meditieren und uns um die wahre Ursache zu kümmern. Eingriffe helfen, den Krankheitsverlauf bzw. die Belastungen erst einmal so weit einzudämmen, dass Kapazitäten zur Ursachenfindung zur Verfügung stehen.

Übung

- Nehmen Sie Kontakt mit Ihrer Intuition auf durch das »Eintauchen in den Urgrund des Seins« (siehe S. 17) oder das »Gebet um Intuition« (siehe S. 18).
- »Empfinden« Sie, ob Ihre Gefühle und Gedanken gerade im Einklang mit dem Ganzen sind.

Die Kraft der Aufmerksamkeit

Unser Bewusstsein ist wie ein Prisma, welches das Licht der universellen Energie genau in die Richtung lenkt, auf die unser Bewusstsein ausgerichtet ist, entweder auf das Negative, Unerwünschte oder auf das Positive, Erwünschte.

Ein Sprichwort sagt: »Woran du denkst, davon bekommst du mehr!« Mit jedem Gedanken, mit jedem Wort, mit jeder Emotion fließt schöpferische Energie in die eine (unerwünschte) oder die andere (erwünschte) Richtung.

Die Aufmerksamkeit auf etwas auszurichten ist ein schöpferischer Akt, der vierundzwanzig Stunden am Tag vollzogen wird, meistens jedoch unbewusst. Wenn Sie Ihre Aufmerksamkeit auf Unerwünschtes lenken, beispielsweise, indem Sie daran denken, wie schlimm doch alles ist, dann sorgen Sie damit dafür, dass alles schlimm ist.

Aus dieser Erkenntnis heraus erwuchs bei vielen Menschen ein sogenannter »Zweckoptimismus«, die Tendenz, die rosarote Brille aufzusetzen, das Negative nicht sehen zu wollen und alles Unerfreuliche zu verdrängen, auch die Botschaften, die sich hinter Unerfreulichem, wie Krankheit und Leid, verbergen. Beide, der Pessimist wie auch der blinde Optimist, gehen mit Krankheit und Unangenehmem unvorteilhaft um.

Wenn wir nämlich einfach nur denken »Es geht mir gut«, ohne die Botschaft von Krankheit oder Leid verstanden und in der Tiefe erfasst zu haben, kreieren wir damit nur eine innere Spaltung oder Abkapselung. Dies ist genauso unvernünftig, als würden Sie ignorieren, dass in Ihrem Auto die Ölkontrolllampe aufleuchtet; dann dürfen Sie sich nicht wundern, wenn Ihnen eines Tages die Kolben um die Ohren fliegen.

Aus diesem Grund haben wir uns in diesem Buch darum bemüht, der Botschaft

Ihres Körpers bzw. Ihrer Lebensumstände zu lauschen und das, was Sie bisher von sich abgespaltet hatten, die Krankheit, das Leid, den unerfreulichen Umstand komplett zu akzeptieren, mit ihm zu verschmelzen, die dahinter liegende Information, den dahinter verborgenen Schatz aufzunehmen.

Die Frage ist, wie man die Aufmerksamkeit neu ausrichten kann. Hierfür gibt es verschiedene Schlüssel, die ich Ihnen noch einmal nahelegen möchte:

1. Schlüssel:

Bekennen Sie, dass das, was Sie bekommen haben, auf etwas hinweist, das in Ihnen und durch Sie geheilt werden möchte. Das Gesetz der Anziehung[41] besagt: Sie bekommen nicht das, was Sie wollen, sondern immer das, was Sie vibrieren! Der erste Schlüssel liegt darin, zu erkennen, dass die Krankheit, die unliebsame Situation Ihrer Vibration entspricht und dass die unangenehme Situation, in der Sie sich gerade befinden, für Sie eine Chance ist, daran etwas zu verändern, vielleicht sogar dauerhaft. Um sich dem öffnen zu können, benötigen Sie Mitgefühl mit sich selbst. Dieses Zurücktreten ist auch mit einer gewissen Ehrlichkeit gegenüber sich selbst und seinen Lebensumständen verbunden und einer Abstandnahme von kindlichen Paradiesvorstellungen; es geht darum, die Dinge zu sehen, wie sie sind – und zwar in Ihnen selbst, ohne Selbstverurteilung. »Nobody is perfect« – Leben heißt beobachten, erkennen, wandeln.

Es gibt in dem Zusammenhang ein sehr schönes Sutra, das lautet: »Die Wahrnehmung von Objekten und Subjekten ist für einen erleuchteten Menschen dieselbe wie für einen unerleuchteten. Ersterer zeichnet sich durch eine Größe aus: Er bleibt im Subjektiven und verliert sich nicht in Objektive.«[42] Was bedeutet dieses Sutra? Es bedeutet, dass es – wenn Sie innerlich und äußerlich heilen wollen – keinen Sinn hat, irgendetwas »da draußen« zu beklagen, Menschen, Umstände oder das Schicksal (die »Objektive«). Denn auf diese Dinge haben Sie gewöhnlich nur wenig Einfluss, im Gegenteil: Wer seine Aufmerksamkeit »wie hypnotisiert« auf die Außenwelt fixiert, hat keine Aufmerksamkeit für die eigene Heilung zur Verfügung. Solange Ihre Aufmerksamkeit an irgendetwas im Außen gebunden ist, einen Menschen, einen Umstand, eine Vergangenheit, eine Geschichte, sind Sie nicht der Herr im eigenen Haus und können demzufolge auch nicht Ihre Aufmerksamkeit auf

[41] *Siehe auch Losier, Michael: Das Gesetz der Anziehung, München 2007*
[42] *Vigyan Bhairay Tantra: Sutra 100, aus: Osho: Das Orakel der Meditation, Köln 2002, S. 210*

Ihre eigene Heilung lenken. Es ist nur Ihre eigene Schwäche, die der Versuchung erliegt, die Aufmerksamkeit von Dingen »da draußen« okkupieren zu lassen. Wer wären Sie ohne Ihre (Leidens-)Geschichte? Wenn Sie anerkennen, dass die ungute Situation, die Krankheit, das Leiden, das Problem ganz offensichtlich Ausdruck Ihrer eigenen Vibration ist, dann entwickeln Sie Demut, den Mut zu bekennen, dass das, was Ihnen passiert ist, Sie be-trifft. Und aus dieser Demut wächst auch der Mut, die Kraft und die Inspiration für den nächsten Schritt.

2. Schlüssel:

Wechseln Sie im Kontrast zur Sehnsucht. Wenn Sie einen weißen Strich auf eine schwarze Tafel malen, dann haben Sie einen Kontrast. Der Stern ist nur durch den Kontrast zum dunklen Himmel sichtbar. Und eine unliebsame Situation (der dunkle Himmel in der Nacht) bildet den Kontrast zu dem, was Sie sich wünschen (dem Stern). Wir empfinden Krankheit und Leid nur deshalb als so schmerzhaft, weil dahinter die Sehnsucht nach Gesundheit und Fülle verborgen ist. Wann immer Sie leiden, wandeln Sie das Leiden am Negativen in eine Sehnsucht nach Positivem um. Sprechen Sie darüber, was sie wollen, statt sich darüber zu beklagen, was Sie nicht wollen.

3. Schlüssel:

Vollziehen Sie den Schritt von der Sehnsucht zu einer einfühlsamen Bejahung. Wandeln Sie Ihre Sehnsucht in eine aufbauende, positive und wahre Affirmation, die sich für Sie gut und liebevoll anfühlt. Wenn Sie beispielsweise ein Gallenproblem haben und darunter leiden, dann sagen Sie sich: »Es ist schön zu wissen, dass meine Sehnsucht darin liegt, eine gesunde Galle zu haben!« Ob eine Affirmation für oder gegen Sie arbeitet, in Ihnen eine positive oder eine negative Reaktion auslöst, erkennen Sie nicht an den Worten, sondern daran, ob Sie beim Lesen ein annehmendes oder ein ablehnendes Gefühl verspüren. Wenn Sie bejahen »Ich habe eine optimale Gesundheit« oder »Meiner Galle geht es prima« und das stimmt nicht, kann es sein, dass Ihnen beim Lesen die Galle hochkommt. In dem Fall ist an der Affirmation so lange zu arbeiten, bis sie für Sie glaubwürdig und positiv ist und ein gutes Gefühl auslöst. Hilfreiche Redewendungen sind:

- »Es ist schön zu wissen, dass ...«
- »Ich bin auf dem Weg ...«
- »Ich setze mich auf die bestmögliche Weise damit auseinander, wie ...«
- »Meine ideale Gesundheit ist, dass ...«
- »Was ich wirklich will ist ...«

Übung

- Nehmen Sie Kontakt mit Ihrer Intuition auf durch das »Eintauchen in den Urgrund des Seins« (siehe S. 17) oder das »Gebet um Intuition« (siehe S. 18).
- Dann bitten Sie darum, dass die stimmige Affirmation in Ihnen aufsteigt, und schreiben Sie sie auf.
- Überprüfen Sie diese Information durch das »Wahrnehmen von Energieveränderungen« (siehe s. 20).
- Lesen Sie sie immer wieder und vollziehen Sie die Affirmation auch geistig, insbesondere anlässlich der Mahlzeiten. Wenn Sie möchten, verstärken Sie die Affirmation, indem Sie ein Ypsilon auf diese Affirmation malen.

4. Schlüssel:

Stellen Sie sich die »Wunderfrage« von de Shazer:[43] »Nehmen wir einmal an, ich würde heute Nacht einschlafen und morgen wache ich auf und es wäre ein Wunder geschehen, wie sähe dieses Wunder aus?« Notieren Sie, worin dieses Wunder für Sie bestehen würde. Anschließend fassen Sie das Wunder in einem einzigen Wort zusammen und schreiben dieses Wort auf einen Zettel (mit Ypsilon) und zugleich auf einen (ganz besonderen) Becher. Jedes Mal, bevor Sie etwas trinken, schauen Sie die Inschrift auf dem Becher eine Minute lang bewusst an – dadurch wird die Information auf die Flüssigkeit in dem Becher übertragen.[44]

[43] Weitere Informationen: de Shazer, Steve: Wege der erfolgreichen Kurztherapie, Stuttgart 2005
[44] Weiterführende Methoden der Wasserübertragung werden u. a. in der Neuen Homöopathie unterrichtet, weitere Infos unter www.praneohom.de.

5. Schlüssel:

Bekennen Sie Ihre Unwissenheit, insbesondere, wenn Sie gesundheitlich oder seelisch in der Krise sind. In der Regel drängt sich gerade, wenn es Ihnen nicht so gut geht, der Verstand vor und suggeriert Ihnen, Sie wüssten ganz genau, warum es Ihnen so schlecht geht und wer daran schuld sei. Doch das hilft Ihnen nicht. Wenn Sie glauben, schon alles besser zu wissen, werden sich die heilenden Kräfte zurückziehen.
Um heil zu werden, müssen Sie nicht wissen,

- ❑ was Sie tun sollen,
- ❑ wie das gehen soll,
- ❑ wie das Problem gelöst werden kann,
- ❑ wie Sie an diese Information kommen sollen.

Gerade die Erkenntnis, dass Sie das alles gar nicht wissen müssen, öffnet Ihre innere Unschuld und damit auch Ihre Intuition.

6. Schlüssel:

Bitten Sie um Hilfe (und gegebenenfalls auch um Antwort) durch Ihre Intuition.

Übung

- Nehmen Sie Kontakt mit Ihrer Intuition auf durch das »Eintauchen in den Urgrund des Seins« (siehe S. 17) oder das »Gebet um Intuition« (siehe S. 18).
- Dann bitten Sie um Hilfe dabei, die Krankheit/das Problem zu lösen. Gegebenenfalls bitten Sie auch um die richtige Antwort auf die Frage, worum es in dieser Situation geht. Wann immer ein negativer Gedanke auftauchen sollte, verfolgen Sie ihn nicht weiter, sondern drehen ihn sofort um, indem Sie Ihre Unwissenheit bekennen und um Hilfe bitten. Die Information, worum es genau geht, ist nicht so fixierend und erlaubt mehr Offenheit, mehr »Erinnerung«. Gerade bei dieser Frage werden Sie eine ganz starke »Erinnerung« an Ihr wahres, gütiges Wesen spüren, wenn Ihre Intuition sich bei Ihnen erfolgreich gemeldet hat.

7. Schlüssel:

Überlassen Sie Ihrer Aufmerksamkeit den Rest. Indem Sie Ihre Energie auf Heilung, die Lösung des Problems und Befreiung richten, ohne genau wissen zu müssen, was geschehen soll, kann das Leben den bestmöglichen Weg zu Ihrer Heilung finden. Halten Sie sich immer wieder vor Augen, was Ihnen wirklich wichtig ist. Achten Sie mithilfe Ihrer Intuition immer wieder darauf, dass Ihr Ziel in Einklang mit dem großen Ganzen, d.h. Ausdruck Ihrer »Erinnerung« ist. Das »Wie« ist nicht Ihre Aufgabe.

Der Verstand hat seine eigene Geschichte, mit der er begründet, warum Heilung nicht möglich und warum alles so schlimm ist, und er erzählt diese Geschichte wieder und wieder, ohne dass dadurch die Selbstheilung aktiviert wird. Wann immer Sie eine Krankheit, ein Leiden, ein Problem haben, ist es erst einmal wichtig, in Ihr Herz zu gehen. Um von der destruktiven Einstellung ins Herz zu finden, müssen Sie erst einmal die eigene Betroffenheit fühlen und diesem Fühlen keinen Widerstand entgegensetzen, quasi in einem Zustand der Stille einkehren. Es bedeutet, bei sich selbst zu bleiben und nicht die »Schuld« irgendwohin abzuschieben, egal was passiert. Das Leben meint immer Sie – die Lebensumstände oder die anderen, die Ihnen scheinbar irgendetwas antun, sind nur Werkzeuge des Schicksals, genauer gesagt, Sie sind nur Sichtbarmachungen von dem, was Sie unbewusst in sich tragen und nicht sehen wollen.
Dies bedeutet, Mitgefühl mit sich selbst zu haben. Nur durch Mitgefühl mit sich selbst, nicht durch Selbstverurteilung, bekommen Sie die Aufmerksamkeit umgelenkt. Mitgefühl ist quasi die Gangschaltung, die Sie brauchen. Jeder Schmerz, jedes Leid ist eine Möglichkeit, »den Geist heimzuholen«.
Sobald Sie den Kontakt zur universellen Energie fühlen, können Sie sie auf den zu heilenden Bereich lenken. Dabei ist es wichtig, sich nicht auf die Krankheit, das Leiden oder das Unerwünschte zu konzentrieren, sondern auf den Körperteil (z.B. das Knie, die Leber, die Haut, den Zahn), die Funktion (z.B. die Vitalität, die Jugendlichkeit, die Beweglichkeit) bzw. den Lebensbereich (den Beruf, die Beziehung). Es geht beim Lenken der universellen Energie darum, die »göttliche« Kraft und das mit ihr verbundene Urwissen dazu zu veranlassen, die Heilung in Gang zu setzen. Gott/die universelle Energie weiß, wie man das tut. Dann vollziehen Sie das »Heilgebet«, wie auf S. 116 beschrieben.

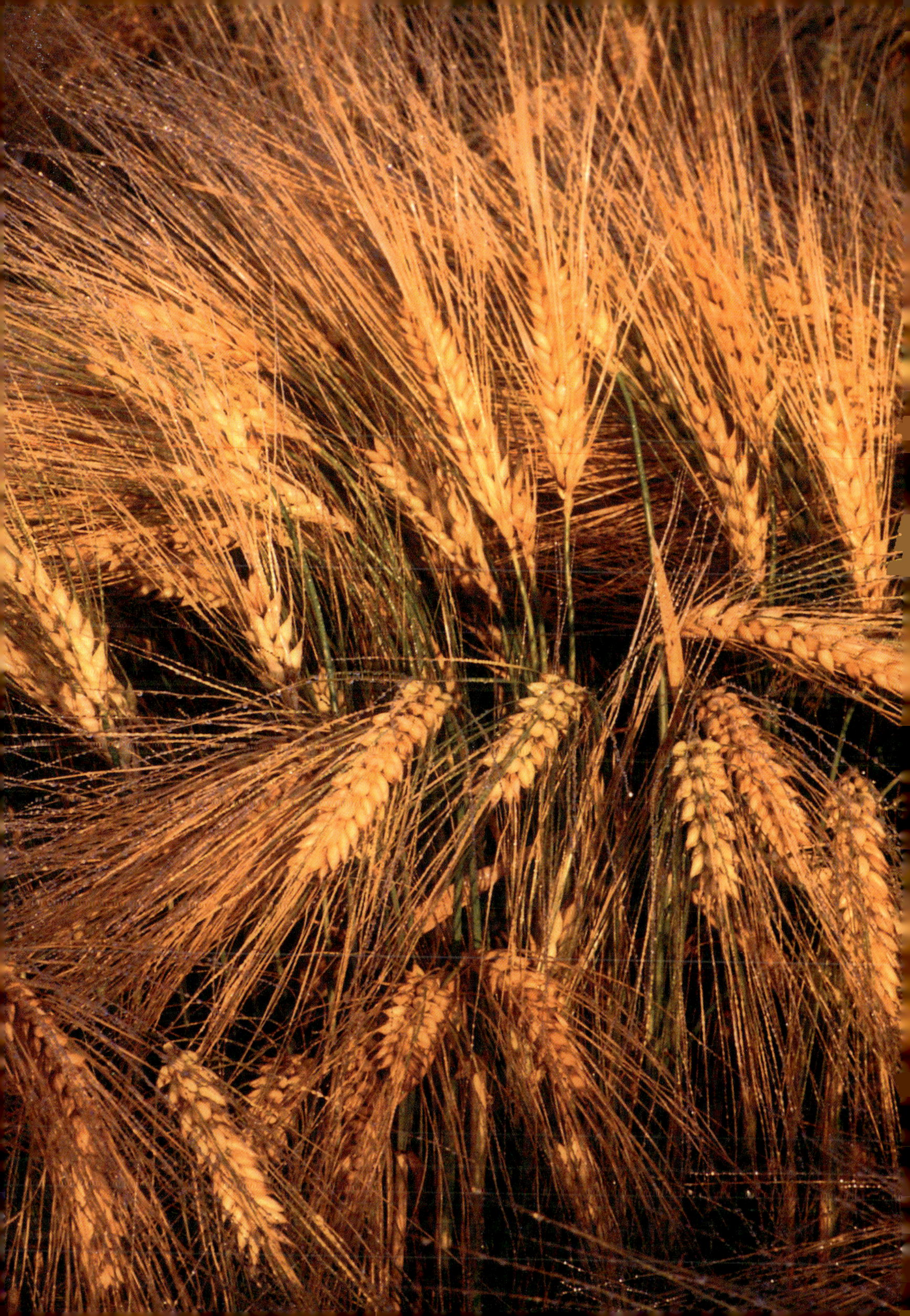

Der Meister fragt: »In mir gibt es einen schwarzen Wolf, der ist böse, gemein, krank, lebt im Mangel und möchte die Welt vernichten. Und in mir gibt es einen weißen Wolf, der ist gut, mitfühlend, gesund, lebt in der Fülle und liebt alles, was ist.
Schüler, sage mir, welcher der beiden Wölfe ist stärker?«
Schüler: »Das weiß ich nicht!«
Meister: »Der, den ich mehr füttere!«

Die Wechselwirkung zwischen Heiler und Patient

Vor Entdeckung der Quantenphysik glaubten die meisten Menschen, dass der Arzt bzw. Heiler auf den Genesungsprozess des Patienten keinen direkten Einfluss habe, dass die Methode bzw. das Medikament entscheidend wären. Heute wissen wir, dass dies nicht so ist. Dr. med. Klaus-Dieter Platsch ist Arzt für innere Medizin, Chinesische Medizin und Psychotherapie. Er beschreibt die Wechselwirkung zwischen Patient und Heiler/Arzt wie folgt: »So wie man den Menschen als multidimensionales Feld betrachten kann, so ist auch die Begegnung oder das Zusammensein eines Arztes mit einem Patienten oder einer Patientin nicht nur eine Begegnung zweier Körper und zweier Verstandesmuster, sondern es ist ein Zusammenkommen im Sinne eines Feldgeschehens.«[45] Es ist also für den Arzt/Heilpraktiker/Heiler von entscheidender Bedeutung, dem Patienten Vertrauen, Zuversicht und vor allem bedingungslose Annahme und Liebe zufließen zu lassen und ihm nicht Angst einzujagen, wie es manche fälschlicherweise tun.

Liebe und Angst sind gegensätzliche Energien, die nicht gleichzeitig existieren können. »Wir wissen heute, wie sehr die Angst des Arztes beispielsweise im Falle einer Tumorerkrankung, einen Krankheitsverlauf negativ beeinflussen kann. Der Arzt fühlt sich gegenüber dem Tumor ohnmächtig und seine eigene Angst beeinflusst das oben erwähnte ›Feldgeschehen‹. Durch seine eigene Haltung beeinflusst der Arzt die Krankheit des Patienten, ob er sich dessen bewusst ist oder nicht.«[46] Die Quantenphysik sagt uns, dass es auch bei wissenschaftlichen Untersuchungen keinen objektiven Beobachter gibt, weil der

[45] *Platsch, Klaus-Dieter: Liebe, die größte Heilkraft, in: Iding, Doris: Quellen der Heilung, Stuttgart 2007, S. 57 und weitere Informationen unter www.drplatsch.de.*
[46] *Faulstich, Joachim: Das heilende Bewusstsein, München 2006, S. 271*

Beobachter selbst – ob bewusst oder unbewusst – das ganze System beeinflusst. Jede Angst zieht zwangsläufig das nach sich, was sie befürchtet. Um im Falle einer extrem schweren Krankheit die Angst vor dem Tod zu überwinden, sollten wir uns frühzeitig bewusst mit dem Tod und der eigenen Vergänglichkeit auseinandersetzen.[47]

Der Heiler an sich ist eine Einladung für den Patienten, sich in dem Rahmen, den er bietet, zu entspannen und mit der Entspannung loszulassen. Auch der Heiler/Heilpraktiker muss an sich arbeiten und diese Arbeit an sich selbst hört nie auf. Der Therapeut kann beim anderen nur bei den Themen Heilung auslösen, die bei ihm selbst bereits geheilt worden sind. Dort, wo er noch nicht durch ist, kann er dem anderen auch nicht weiterhelfen. Deshalb ist es sinnvoll, Patienten, bei denen wir spüren, dass wir nicht helfen können, liebevoll weiterzureichen.

Heilung ist Freiheit

Wenn wir nach dem höheren Sinn von Heilung fragen, dann erkennen wir, dass diese mehr bedeutet als einfach nur Symptomfreiheit. Heilung steht in einem größeren Sinnzusammenhang, verfolgt einen größeren Zweck. Diesen finden wir nicht nur in der Einheit und Harmonie mit dem Ganzen, sondern auch in der Freiheit, über unser bisheriges Verständnis von Identität hinauszugehen.

»Heilung ist Freiheit! Das bedeutet, die Identität ist frei. Es bedeutet, ›ich‹ bin wirklich frei. Ich habe als Bezugspunkt das Selbst und nicht irgendwelche Strickmuster.«[48]

Diese Art von Freiheit ist ein Trost für Menschen, die häufiger krank sind im Vergleich zu anderen, denn sie bietet ihnen eine Chance. Diese Freiheit, die ich meine, hat nichts mit Beschwerdefreiheit zu tun. Ich kann beschwerdefrei sein und trotzdem völlig unfrei und kann sehr viel Leid und Schmerzen verspüren, aber innerlich vollkommen frei dabei sein und immer freier werden.

»Manche Therapeuten haben ein Menschenbild, ein Heilungsbild und versuchen den Patienten diesem Bild anzupassen. Aber der demokratische Therapeut nimmt sich selbst völlig zurück. In der demokratischen Medizin gehen wir davon aus, dass alles Wissen beim Klienten liegt. Kein Mensch weiß mehr als der Klient.«[49]

47 *S. auch Platsch, Klaus-Dieter (Hrsg.): Tod und Sterben – ein Geschmack der Ewigkeit, Norderstedt 2003*

48 / 49 *Andreas Krüger, Direktor der Samuel-Hahnemann-Schule Berlin, Heilpraktiker und Homöopath, in einem Vortrag in Berlin vom 14.1.08; weitere Informationen: www.andreaskruegerberlin.de, www.samuelhahnemannschule.de, www.homsym.de*

Mit Mut in die Zukunft

Immer wieder hat sich gezeigt, dass es für die Heilung entscheidend ist, ob es etwas in Ihrem Leben gibt, für das es sich zu leben lohnt. Dabei ist die Liebe das größte Lebenselixier. Wenn Sie Kinder oder Enkelkinder haben, die Sie lieben, ein Haus, einen Garten, Nachbarn, Freunde, ein Lebensziel, eine Vision, etwas, das Sie noch in diesem Leben erreichen möchten, dann aktiviert dies Ihre Selbstheilungskräfte.

Es mag einiges in Ihrem Leben schiefgelaufen sein. Sie haben vielleicht nicht den Partner bekommen, den Sie sich erträumt hätten, den beruflichen Erfolg, die Kinder, das Vermögen, die Anerkennung oder die Vitalität. Sie spüren möglicherweise, dass Ihre Knochen von Jahr zu Jahr morscher werden und Ihre körperliche Kraft und Ausdauer schwinden. Im Wettlauf können Sie vielleicht nicht mehr mit Ihren Enkeln mithalten. Ihr berufliches Leben ist möglicherweise abgeschlossen. Falls dies der Fall sein sollte, gehen Sie auf die Suche nach neuen Zukunftsperspektiven.

Wenn Sie am Bahnhof des Lebens stehen, dann schauen Sie nicht auf die Züge, die bereits abgefahren sind, sondern erfreuen Sie sich an denen, die noch einfahren werden – in diese können Sie noch einsteigen.

Beginnen Sie wieder zu träumen. Stellen Sie sich vor, es gäbe keine Grenzen. Erleben Sie in der Fantasie, wie sich alle noch unerfüllten Wünsche erfüllen, Ihr Körper wieder jung und schön wird, Sie vollkommen glücklich und eins mit dem Leben sind. Lassen Sie diesen Traum auf sich wirken.

Und dann bitten Sie Ihr höheres Selbst, den Teil von Ihnen, der sich mit der universellen Energie/Gott unmittelbar verbunden fühlt, Ihnen den Traum zu zeigen, den Ihr höheres Selbst für Sie hat. Tanken Sie Energie aus diesem Traum und schöpfen Sie dadurch Kraft für Ihr Leben und Ihre Zukunft. Sie müssen nicht alles allein erreichen, Gesundheit, Erfolg, Fülle, es gibt eine Kraft, die Ihnen dabei hilft. Verschließen Sie sich ihr nicht!

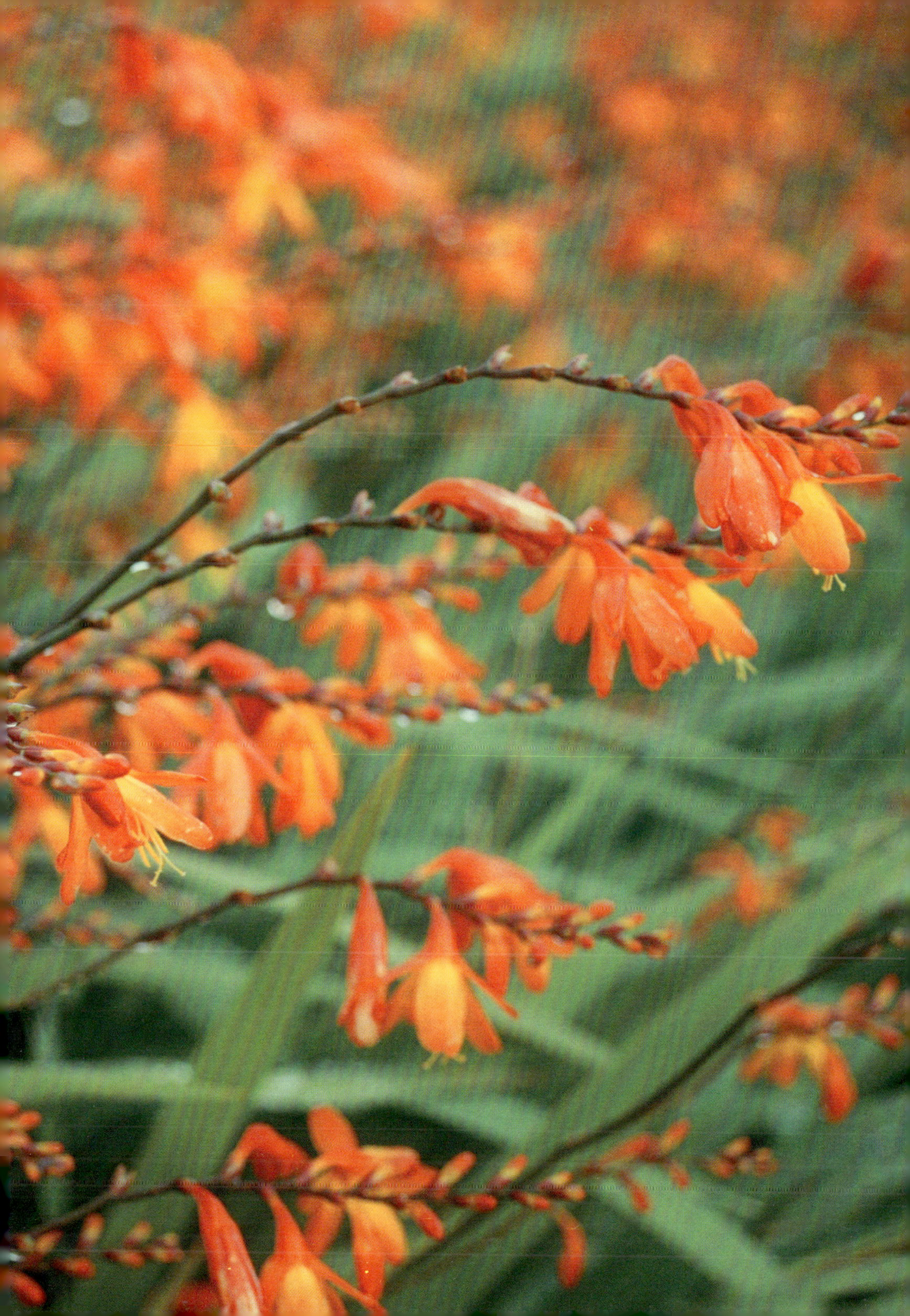

Anhang

Nachwort

Sie haben mit diesem Buch die Möglichkeit genutzt, sich der Heilung zu öffnen, und wertvolle Werkzeuge und Tipps für Ihren Heilsweg erhalten. Möglicherweise möchten Sie darüber hinausgehend ein Seminar besuchen oder einen Heimstudienkurs absolvieren. Detaillierte Unterlagen erhalten Sie über die

Internationale Akademie der Wissenschaften (IAW)
St. Markusgasse 11,
9490 Vaduz
Liechtenstein
Tel.: 00423–233 12 12,
Fax: 00423–233 12 14
E-Mail: go@iadw.com,
Internet: www.iadw.com

Für Ihr weiteres Leben wünsche ich Ihnen wunderbare und erfüllende Erfahrungen des Liebens. Möge Ihr Leben von der Heilkraft aller Welten durchdrungen sein.

Ihr Kurt Tepperwein

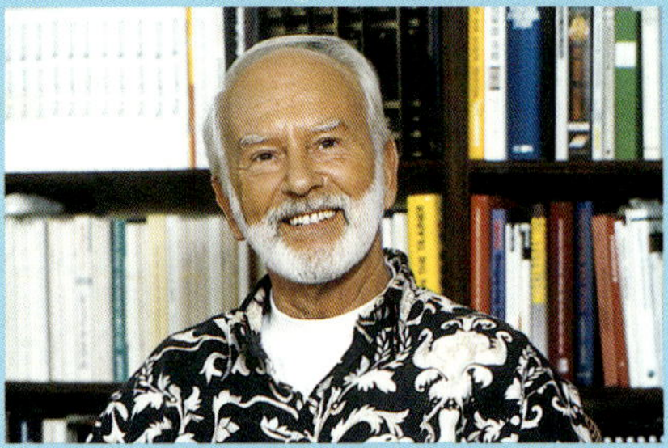

Der Autor

Kurt Tepperwein wurde 1932 in Lobenstein geboren. Er war erfolgreicher Unternehmer und langjähriger Unternehmensberater. 1973 zog er sich aus dem Wirtschaftsleben zurück und wurde Heilpraktiker. In seiner Naturheilpraxis hielt er für seine Patienten auch Seminare ab – vorwiegend über den Sinn des Lebens und die wahre Ursache von Krankheit und Leid –, die so großen Anklang fanden, dass sie heute in vielen Ländern abgehalten werden.
Seit 1997 ist Kurt Tepperwein Dozent an der »Internationalen Akademie der Wissenschaften«. Die Anwendung der von ihm geschaffenen Technik des Mental- und Intuitionstrainings ist heute für viele Menschen – nicht nur für Topmanager und Spitzensportler – unverzichtbarer Bestandteil ihres Lebens. Als Autor hat Kurt Tepperwein viele Lebens- und Selbsthilfebücher veröffentlicht, die in zahlreiche Sprachen übersetzt worden sind. Darüber hinaus sind mehr als 100 Audio-CDs und DVD-Programme von ihm erschienen.

Literatur von Kurt Tepperwein

Die Botschaft deines Körpers,
Heidelberg 2004

Du machst mich krank,
Heidelberg 2004

Geistheilung durch sich selbst,
München 2005

Intuition – die geheimnisvolle Kraft,
Heidelberg 2006

Kraftquelle Mentaltraining,
München 2006

Spirituelle Kommunikation,
Aachen 2005

Super-Intuition,
Heidelberg 2005

Register

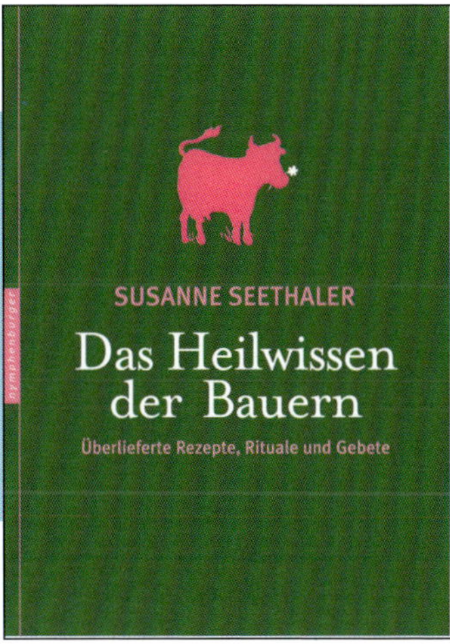

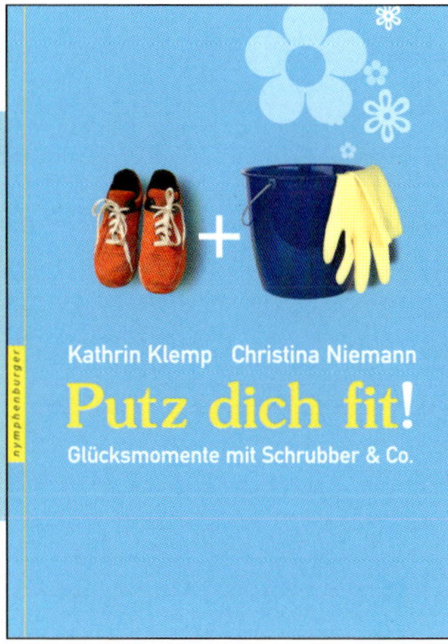

Susanne Seethaler
Das Heilwissen der Bauern

Selbsttherapie aus der Natur: Susanne Seethaler hat Bäuerinnen und Bauern zu seit Generationen überlieferten Heilmitteln befragt. Sie stellt diese traditionellen und einfach anwendbaren Hausmittel umfassend vor. Zugleich ist ihr Buch auch ein atmosphärisches Porträt über das Verbundensein von Mensch und Natur.

144 Seiten, ISBN 978-3-485-01106-8

Kathrin Klemp
Christina Niemann
Putz dich fit!

Kitchen-cleaning statt Fitness-Studio! Kathrin Klemp und Christina Niemann präsentieren ihr effektives Putz-Workout. Sie zeigen, wie man beim Kochen meditiert und beim Wischen Probleme bewältigt. Ein unkonventionelles, ideenreiches Buch für mehr Fitness und Spaß im Alltag!

144 Seiten, ISBN 978-3-485-01105-1

nymphenburger

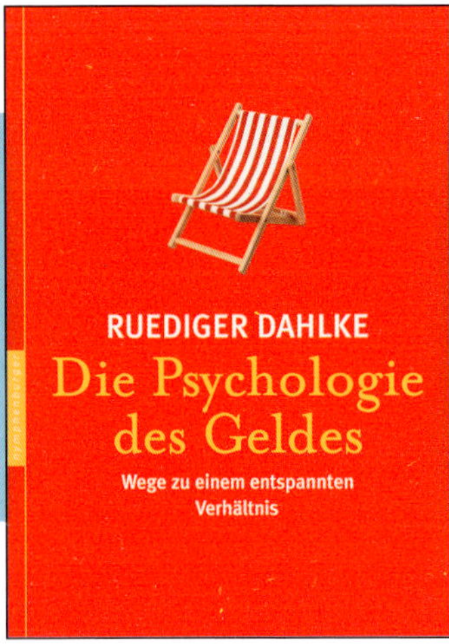

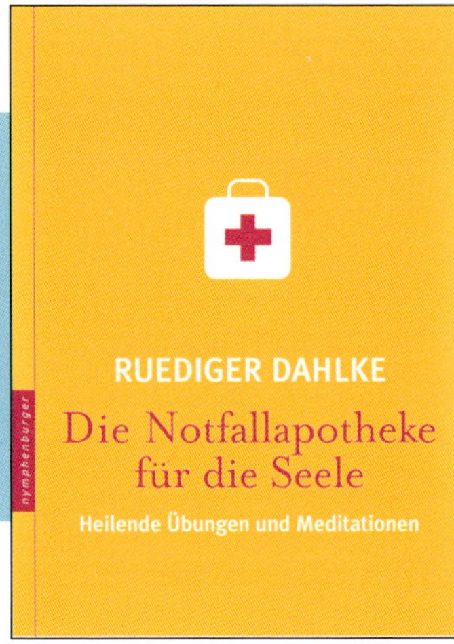

Ruediger Dahlke
Die Psychologie des Geldes

Welche Macht hat Geld? Der erfahrene Therapeut deckt die psychologischen Hintergründe unseres Umgangs mit Geld auf. Er entlarvt Geldprobleme auf psychologischer Ebene und gibt praktische Ratschläge, wie jeder wieder ein entspanntes Verhältnis zum Geld entwickeln kann – ohne Geldsorgen.

128 Seiten, ISBN 978-3-485-01147-1

Ruediger Dahlke
Die Notfallapotheke für die Seele

Die Botschaften der Seele wollen verstanden werden. Sie sind ein Hilfeschrei, etwas im Leben zu verändern. Ruediger Dahlke zeigt Übungen, Entspannungstechniken und Meditationen, die praktische Hilfe und Heilung bei den wichtigsten seelischen Beschwerden bieten und wieder Lebensfreude vermitteln.

128 Seiten, ISBN 978-3-485-01120-4

nymphenburger